Limpia tu cuerpo

PIERRE PELLIZZARI

Limpia tu cuerpo

Un sencillo hazlo-tú-mismo

EDICIONES OBELISCO

Colección Salud y Vida natural
LIMPIA TU CUERPO
Pierre Pellizzari

1.ª edición: abril de 2021

Título original: *Ripulire i propri organi*

Traducción: *Manuel Manzano*
Maquetación: *Marga Benavides*
Corrección: *Sara Moreno*
Diseño de cubierta: *Enrique Iborra*

Edita: Ediciones Obelisco, S. L.
Collita, 23-25 Pol. Ind. Molí de la Bastida
08191 Rubí - Barcelona - España
Tel. 93 309 85 25
E-mail: info@edicionesobelisco.com

ISBN: 978-84-9111-711-7
Depósito Legal: B-5.965-2021

Impreso en los talleres gráficos de Romanyà/Valls S. A.
Verdaguer, 1 - 08786 Capellades - Barcelona

Printed in Spain

Agradecimientos

Doy las gracias a todos los autores o maestros que, generosamente, me han proporcionado las piezas necesarias para llegar a conformar este libro.

De algunos de ellos sólo conozco los escritos *(véanse* los asteriscos), sin embargo, me siento muy cerca de ellos y estoy muy agradecido por lo que me han dado.

Swami Amar Jyoti, René Quinton,* doctora Hulda Clark,* doctora Kousmine,* Deva Prashantam, Enrica Artaria, Shyam Singha, doctor Gihad Hassan Katrib, Mimo Boato, Robert Lombardi, Helène Magariños, Claudio Tormen.

Agradezco especialmente a Erica *(véase* la primera experiencia en «Limpieza del hígado») que se haya sometido obstinadamente a casi todos los métodos de limpieza y que haya compartido su proceso de curación conmigo.

Doy las gracias a todos los que me han permitido participar en sus experiencias y «experimentos».

Les pido a las personas que apliquen las técnicas de limpieza descritas en estas páginas que me envíen correos electrónicos compartidos, incluso en caso de experiencia negativa, para enriquecer las ediciones futuras y permitir que otros se beneficien de ellas. Gracias de antemano.

Prefacio

En 1997 fui a la India y me quedé unas semanas en Poona, en el *ashram* del maestro iluminado Swami Amar Jyoti (Prabushri), autor del hermoso libro *Espíritu de Himalaya (véase* la bibliografía).

Durante esa estadía, me permitió consultar libremente la biblioteca del *ashram* y encontré, fotocopiada, la primera edición del libro de Hulda Clark *The Cure for all Cancer.* Me fascinó la simplicidad, la generosidad y el coraje con el que esta doctora difundía sus teorías, pero también sus inventos y sus «secretos». Mi pasión por las terapias «alternativas» y de aplicación simple ya había nacido anteriormente y esto me llevó a poner en práctica de inmediato las indicaciones de Clark, con lo que obtuve un mayor bienestar físico. Luego, en los años siguientes, continué leyendo y experimentando en mí mismo las técnicas y los descubrimientos de varios autores y maestros, compartiendo lo que consideraba válido con amigos y personas en proceso de curación. Escribí algunos consejos, transcribí las experiencias realizadas e hice fotocopias que distribuí.

Ahora trato de agruparlos. Estoy seguro de una cosa: su aplicación es beneficiosa y, en algunos casos, puede restaurar un estado de salud «inestable».

Si con tu cuerpo te parece que conduces un Fiat 500 en una carretera estrecha y sinuosa, cuantas más «limpiezas» hagas de las que se describen en el texto, más aumentará la cilindrada de tu automóvil y el ancho de la carretera, y si las realizas todas, te parecerá que conduces un Mercedes en una carretera de tres carriles y sin tráfico.

Cada uno de nosotros tiene una constitución o metabolismo diferentes. Ciertamente puede haber mejores consejos y tratamientos, tal vez en ediciones posteriores pueda introducir correcciones o mejoras; por ahora, lo he hecho lo mejor que ha podido, y sigo leyendo y experimentando... Te aconsejo que hagas lo mismo.

Cuando el editor de Il Punto d'Incontro me mostró la vista previa de la portada, me encantó. Sin embargo, pensé que la actitud de la mujer representada era «demasiado espiritual». Entre las ideas que me habían animado a escribir este libro, se encontraban algunos pasajes en francés del *Evangile Essénien* (el Evangelio esenio). Me costó encontrarlo en italiano y descubrí el *Evangelio esenio de la paz*. Leí el libro y me sorprendió encontrar tantas similitudes con mis consejos de limpieza... También aprecié la importancia que se le da a la conexión entre el bienestar físico y la evolución espiritual, y esto me ha hecho aprobar con entusiasmo la cubierta de «mi» libro. También me animó a sugerir a mis lectores la lectura de este «Evangelio» *(véase* la bibliografía).

Agosto de 2010

Después de años de publicaciones, reuniones con personas en vías de curación y testimonios recibidos, siempre aconsejo a las personas que comiencen enseguida, con la limpieza de la vesícula biliar *(véase* más adelante en el texto). Este procedimiento se realiza en menos de 24 horas, a un costo casi cero (casi nadie usa la ornitina), con resultados inmediatos y excelentes. Después de tener esta experiencia, se hace imposible no querer realizar toda la limpieza de los demás órganos.

Enero de 2013

Esta nueva edición sigue al lanzamiento de la traducción del libro al francés y al español. Tras releer estas traducciones, pude hacer mejoras (adiciones, correcciones o actualizaciones).

Por lo tanto, también considero importante revisar completamente el texto italiano. No hay ninguna alteración de los conceptos ya expresados en ediciones anteriores, sin embargo, el texto se ha enriquecido con algunas nociones más y también resuelve algunas dudas o inexactitudes que los lectores me han señalado.

Finalmente, con la creciente difusión del concepto de «epigenética», la parte que yo llamo «limpieza psicológica» demuestra ser cada vez más útil e indispensable y ha sido necesario desarrollarla. Espero que los lectores no descuiden este aspecto y no se limiten a la limpieza «física».

Junio de 2017

El libro se enriquece al compartir experiencias y lecciones de la publicación de mi reciente libro *Il sale, rimedio biológicamente universale.*

Introducción

Ahora se sabe que nuestro cuerpo actúa como un filtro contra todo lo que se introduce en él (alimentos, agua, pero también aire y emociones) y que en algunos casos es un concentrador de productos no deseados que se acumulan.

Por ejemplo, se sabe que los peces grandes y carnívoros del mar tienen un contenido mucho mayor de mercurio y plomo que los peces pequeños y vegetarianos. Esto se debe al hecho de que estos metales pesados se acumulan en el cuerpo (también en el nuestro) a través de la ingestión de pequeñas cantidades presentes en la dieta. Por lo tanto, los peces pequeños acumulan una pequeña parte, mientras que los grandes no sólo tienen proporcionalmente más por su tamaño mayor, sino también porque, al alimentarse de peces pequeños, comen «concentrados» de metales pesados.

Por lo tanto, el ser humano que se alimenta de carne o pescado tendrá porcentajes más altos de metales pesados que un vegetariano. Así mismo, las cantidades aumentarán en la medida en la que el mar o los pastos y el aire de los animales sacrificados estén expuestos a la contaminación.

Además de las toxinas que nos llegan del medioambiente, también estamos expuestos a algunos parásitos contenidos en los alimentos que ingerimos o que otras personas nos transmiten a través del contacto físico. La tenia es el ejemplo más conocido y nos permite comprender cómo algunos «animales» pueden establecerse en nuestro intestino creciendo, reproduciéndose y, por lo tanto, restando cantidades de nutrientes (para su crecimiento se alimentan de sustancias que de otro modo servirían a nuestro cuerpo) y causando trastornos mecánicos (cuando aumentan de tamaño o crean «colonias») que causan problemas de digestión.

La garrapata es otro ejemplo: es un animal que se asienta debajo de la piel, alimentándose de nuestra sangre, causando inflamación y, sobre todo, reproduciéndose de tal manera que coloniza la capa de la piel cada vez más.

Estos dos ejemplos nos hacen comprender que podemos ser «colonizados» por parásitos (hongos, bacterias, virus, gusanos, insectos, etc.) en diversas partes del cuerpo.

Antes de limpiar los distintos órganos, es aconsejable hacer una limpieza general «exhaustiva» del organismo, tratando de eliminar los parásitos y las acumulaciones de metales pesados y toxinas.

Las siguientes indicaciones provienen de diversas fuentes, incluido el consejo de la doctora Clark, quien incluso atribuye la aparición del cáncer a la presencia de cierto parásito en el organismo del paciente *(véase La cura para todas las enfermedades* en la bibliografía). Personalmente, no estoy de acuerdo con esta hipótesis de causa y efecto, *si bien apoyo y he podido verificar la validez de las teorías de Hamer bajo el nombre de «Nueva Medicina» en lo que respecta a las causas de la aparición de cáncer y enfermedades oncoequivalentes, sin nada para restar valor a la utilidad de un organismo libre de elementos perturbadores.* La investigación dirigida podría verificar si un tumor, causado según la Nueva Medicina por un *shock* biológico, no favorece la presencia de parásitos en su curso…

Los métodos de la doctora Clark son muy válidos y en varias ocasiones he podido verificar su efectividad; a menudo contribuyeron a recuperaciones de la salud extraordinarias. Algunas de las afirmaciones de Clark pueden parecer cuestionables o exageradas, pero repito que sus sistemas de limpieza han ayudado a varias personas a resolver problemas de salud y desequilibrios que se habían prolongado durante años.

Señalo que su libro (que había estudiado en inglés) ahora está disponible en italiano *(véase* la bibliografía).

Algunos rechazan los métodos de la doctora Clark alegando que no funcionan, ya que ella también murió de un tumor (mieloma múltiple). A esto respondo que murió a los ochenta y un años de edad y que hasta la muerte aparentemente estaba en perfecto estado de salud. Si es cierto que tuvo un mieloma, recuerdo que, según Hamer, esto corresponde a la fase de solución-reparación de un largo conflicto de devaluación. Esto no es sorprendente en absoluto si consideras las críticas y la persecución que tuvo que sufrir constantemente por la medicina oficial. Como se mencionó anteriormente, no tengo dudas sobre la validez de sus métodos. Lo que cuestiono es el hecho de que el cáncer puede atribuirse a la presencia de un parásito en el organismo.

Hay que agregar que somos víctimas de una contaminación más sutil que «nos hace estúpidos» a través de los medios de comunicación y que llena nuestra cabeza con muchas cosas inútiles, sometiéndonos a insomnio, neurastenia, ira...; sólo piensa en cuántos asesinatos (y también me refiero a los niños) tenemos que ver en unas pocas horas de TV...

Esta contaminación se llama estrés, frustración, violencia, mentira...

Acumulamos estrés por el mero frenesí del mundo que nos rodea...

Acumulamos violencia por la masa de noticias «negativas» que recibimos...

Acumulamos frustraciones por todos los límites que nuestra sociedad impone a nuestra libertad con sus leyes, su burocracia, el omnipresente sentido de «responsabilidad», por todas las mentiras que se nos proponen como si fueran verdades, por la imposibilidad de desahogar las emociones reprimidas...

Un libro sobre la limpieza del cuerpo no podría ignorar este tipo de «parásito». Por lo tanto, se necesitarán técnicas de otro tipo, que se mencionarán en el último capítulo.

Finalmente, existe otra forma de contaminación mucho más sutil llevada a cabo mediante la manipulación de las masas por los medios de comunicación por razones comerciales y quizá por orden de un poder oculto. Si quieres saber más, lee algunos libros de las ediciones Andromeda o lee la revista *Nexus*, consulta el sitio web www.disinformazione.it. Tal vez no todo lo que encuentres sea cierto, pero hay mucho sobre lo que reflexionar... La única manera válida de reaccionar es aumentar tu nivel de conciencia y una buena manera de hacerlo es cuidando tu propio físico tus propios órganos.

En cuanto a los nombres de los productos o las direcciones proporcionadas, se indican por buenas razones, sin ningún interés personal. Seguramente hay productos equivalentes o mejores, o proveedores que no conozco, algunos datos pueden incluso estar desactualizados o ya no ser válidos... Sólo he tratado de ayudar a los lectores que desean aplicar estos métodos tanto como sea posible y me disculpo con aquellos que merecían ser mencionados y no lo fueron.

¿En qué orden se realizan las diversas limpiezas? Si no tienes una situación de salud urgente y preocupante, realízalos en el orden descrito, es decir: metales pesados, parásitos, riñones, hígado, intestinos y otros según tus necesidades. Sin embargo, si tienes dudas y quieres convencerte de la validez y utilidad de lo que se propone en este libro, comienza por limpiar el hígado, que es rápido y tiene efectos espectaculares.

No olvidemos que cada uno de nosotros es un ser único, con sus fortalezas y debilidades. Los métodos que se explican en el libro son bastante genéricos y por lo general no tienen contraindicaciones. Esto no significa que quienes los aplican no deban hacerlo con serenidad y responsabilidad, conscientes de sus limitaciones: si tengo un estiramiento muscular no haré algunos ejercicios, si sufro del corazón no tomaré un baño muy caliente, etc.

Nota importante: Para todas las tisanas, utiliza agua sin cloro, es decir, agua mineral (de una botella de vidrio), filtrada (con filtros de carbón activado u ósmosis inversa) o hervida.

Primera parte

TÉCNICAS DE LIMPIEZA

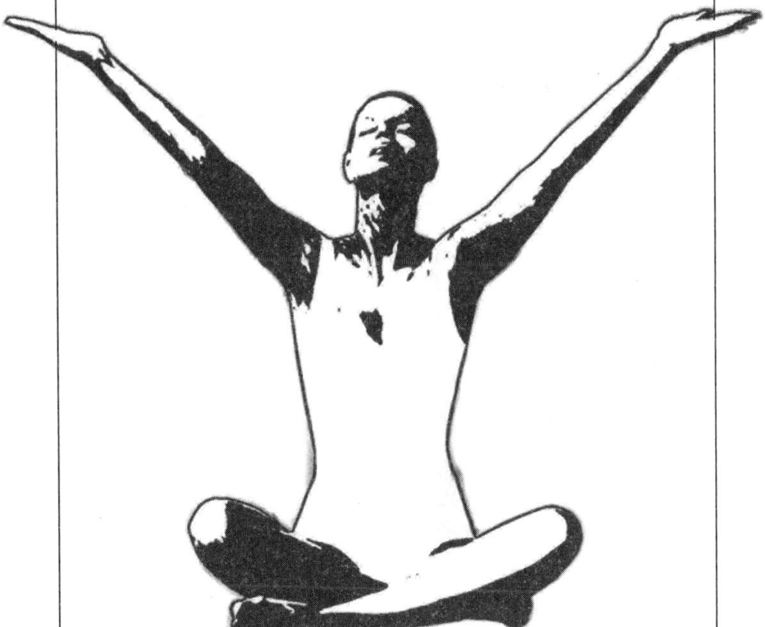

Eliminación de los metales pesados (y no sólo de éstos)

Este tipo de limpieza debe hacerla todo el mundo. Es la primera limpieza que se realiza, a menos que se sufra de un problema de salud urgente que requiera de una intervención de emergencia en un órgano específico. Las personas que tienen una situación patológica grave pueden cambiar inmediatamente a la parte relacionada con la limpieza de parásitos y dedicarse más adelante o simultáneamente a la eliminación de metales pesados...

Resumo lo que se ha dicho en la introducción: todo ser vivo es un «concentrado» de metales pesados que se encuentran en la naturaleza (sobre todo, pero no sólo, debido a la contaminación) y los seres carnívoros son «concentrados de concentrados». Además, si en nuestra boca hay amalgamas (con un 50 % a base de mercurio), hay presente una fuente de la cual el metal pesado se difunde poco a poco, muy lentamente.

Se sabe que los metales pesados son peligrosos y dañinos incluso en cantidades infinitesimales. Se acumulan en el cuerpo, que al no poder eliminarlos los almacena en los tejidos, donde crean alteraciones en el funcionamiento del organismo. Por lo tanto, para detener el efecto causado por las amalgamas, también es recomendable confiar en un dentista «alternativo» y reemplazar las amalgamas por resina.

Para defenderse de los metales pesados y otras sustancias nocivas (como el azufre), el cuerpo los «enquista» o crea «quelantes». Estos quelantes son moléculas grandes que aprisionan los cationes de algunos metales (o minerales) que el organismo debería poder utilizar para equilibrarse o deshacerse de ellos.

Cuando estos cationes permanecen en el cuerpo, tienden a acumularse en ciertas áreas, particularmente en el cerebro. Parece que pueden contribuir a la aparición de algunas patologías, como el alzhéimer. Este fenómeno generalmente se debe a la contaminación por azufre, plomo, mercurio, cobre, zinc, plata, oro, etc. De hecho, nuestro cuerpo necesita estos elementos, pero en cantidades muy pequeñas. Cuando la cantidad se vuelve excesiva, se produce el fenómeno de «quelación», que es equivalente a una inhibición funcional de parte del organismo.

A través del análisis de los productos de eliminación del cuerpo (sudor, orina, heces), se ha descubierto que la ingesta homeopática de piedras (litoterapia) tiene un efecto liberador y restaura el equilibrio funcional.

Los litoterápicos fueron codificados por los homeópatas franceses y sus nombres comerciales son, por lo tanto, franceses. Su dilución es siempre D8. Se envasan en ampollas. Una de las empresas más reconocidas y fiables que las fabrica es Boiron. Recomendamos tomar una o dos ampollas al día (mañana y tarde). Si estás tomando dos litoterápicos al mismo tiempo, tómalos en días alternos. Los tratamientos periódicos se llevan a cabo durante unos veinte días (duración de un paquete). En general, las litoterapias no están disponibles como medicamentos de venta libre, sino que se deben solicitar en la farmacia. En vista del hecho de que los principales desequilibrios son atribuibles a uno de los principales contaminantes (azufre) y a una relación desequilibrada con el medioambiente, debido a deficiencias en algunos minerales, se recomienda como tratamiento básico:

- **Soufre Natif** (azufre nativo) D8: Una ampolla por la mañana en días impares.
- **Sel Gemme** (sal de roca) D8: Una ampolla por la mañana y otra por la noche en días pares.

Cualquier persona que haya estado expuesta a otros contaminantes o sufra problemas de salud específicos puede tomar lo siguiente:

- Mercurio (amalgamas, tratamientos estéticos): Cinabre D8, una ampolla cada día.
- Reumatismo, alergias: Calcopirita aurífera D8, una ampolla por la mañana y otra por la noche.
- Hígado, riñones, intestinos: Un vial de Pyrolusite D8 y uno de Blende D8.

Para obtener 21 días de tratamiento, en el caso de tomar 2 ampollas al día, se deben tomar dos paquetes.

Siempre recomiendo mezclar los tratamientos homeopáticos lo menos posible, por lo que para aquellos que desean tomar productos que no sean Soufre natif y Sel Gemme, recomiendo hacer un segundo tratamiento de 21 días con estos productos; si es necesario, este segundo tratamiento se puede combinar con el tratamiento de «Eliminación de parásitos» que se explica a continuación.

Experiencias

Una amiga terapeuta tomó las litoterapias indicadas y observó que en los primeros diez días de tratamiento su orina era más verdosa y con un olor más fuerte. Al mismo tiempo, sintió una creciente ligereza del funcionamiento de su organismo. Me dijo: «Nunca creí que estos productos homeopáticos pudieran tener resultados tan evidentes en lo físico».

Otra persona tuvo como reacción un eritema muy fuerte en toda la barriga, que duró 10 días y desapareció taql ycomo había llegado.

Otra persona reportó que su orina se había vuelto más verdosa y con un olor más fuerte en los primeros días de tomar Sel Gemme.

Para profundizar más estas limpiezas, ponte en contacto con un médico homeópata o un naturópata. Me gustaría señalar un ejemplo de un buen compuesto homeopático desquelante de amplio espectro: «Chelom» de la CSM. *Dosis:* 10 gotas debajo de la lengua, 4 veces al día.

Método de eliminación «natural»

Investigaciones científicas recientes han demostrado que la ingesta regular de cilantro reduce significativamente los niveles de intoxicación por mercurio, plomo y aluminio. El cilantro se puede consumir en semillas molidas, como la pimienta, o en hojas, como el perejil. Está disponible a bajo coste en tiendas de alimentos étnicos.

Otro método natural y efectivo a señalar es el consumo de algas; preferiblemente microalgas (por ejemplo, klamath y chlorella). Numerosos estudios (a menudo japoneses) confirman la efectividad de las algas. Éstas también son con frecuencia útiles para el tratamiento de enfermedades del sistema nervioso, y una asociación española que se ocupa de la epilepsia me confirmó que el consumo de algas chlorella hizo milagros (busca en Internet: «algas, chlorella, epilepsia, eficaz» o consulta el sitio www.bioclorella.com). Las algas chlorella tienen un efecto desquelante de amplio espectro. También es necesario señalar la utilidad de consumir zeolita. Es una roca cristalina volcánica muy porosa con una carga eléctrica negativa que literalmente le permite succionar y neutralizar los iones positivos, que son principalmente los de los metales tóxicos (plomo, mercurio, cadmio), junto con los isótopos radiactivos (ha sido ampliamente utilizado en tratamientos posteriores a Chernóbil). Es importante que esté triturada muy fina, es decir, «micronizada», para permitir que el producto limpie profundamente el cuerpo. Por lo tanto, un buen tratamiento de limpieza para metales pesados (y otros contaminantes) es el siguiente

Alga chlorella + cilantro + zeolita

Los distintos fabricantes indican la dosis ideal. En el caso del uso de productos en solución líquida (incluso si no llevan la indicación «para uso interno»), recomiendo: 50 gotas de chlorella y cilantro dos veces al día. La zeolita se encuentra en forma de polvo (por ejemplo, Geomedical, en farmacias) y se toma una cuchara dosificadora al día, directamente en la boca, acompañada de un sorbo de agua y no simultáneamente con otros alimentos. Para las personas que están intoxicadas, una señal de que el tratamiento está funcionando es que en los últimos días de la primera semana las heces se vuelven más pastosas y con un fuerte olor.

Eliminación de parásitos

Cura antiparasitaria

La cura original fue ideada por la doctora Hulda Clark. La siguiente es una «simplificación» del método. Si deseas conocer el método original y completo, consulta el libro o los proveedores de los productos del «protocolo» Clark *(véase* la bibliografía o las direcciones útiles).

Ingredientes

- Extracto alcohólico de cáscara verde de nueces, llamado *gotas* en el texto.
- Clavos de olor molidos, llamados *clavos* en el texto.
- Hojas de *Artemisia absynthia* molidas (los herbolarios a menudo las venden con el nombre de «ajenjo»), llamadas en el texto *artes*.

Nota: Últimamente, en Italia, la venta de ajenjo ha sido prohibida porque a dosis muy altas es venenosa. Clark lo sabía y lo especificó en sus libros y agregó que nunca había tenido problemas. Sin embargo, así las cosas, si no la encuentras, tendrás que renunciar a la oportunidad de hacer una preparación casera. De todos modos, hay que señalar que se sigue usando en la preparación de algunos licores digestivos amargos...

Preparación de los ingredientes

Actualmente, todos estos ingredientes están disponibles para ser usados: la tintura de cáscara de nuez, las cápsulas de artemisa y las cápsulas de clavo pueden encontrarse directamente en una de las direcciones indicadas al final del libro para los «productos Clark», o en algunos herbolarios o incluso en grandes tiendas de alimentos orgánicos.

Si prefieres prepararlos tú mismo, sigue las instrucciones:

Tanto los *clavos* como las *artes* se producen pulverizándolos con una mano de mortero. ¡Debes saber que pulverizarlos a mano requiere un trabajo duro! Los clavos son demasiado duros y la artemisa demasiado blanda. Alternativamente, puedes utilizar un molinillo de café.

Para las *artes,* es mejor pasarlas (obviamente secas) por un filtro de malla no muy fino. La parte leñosa que no pasará (y sería difícil de tragar) puede conservarse y usarse para preparar infusiones digestivas (muy amargas).

Estos dos «productos» se usan luego a dosis mínimas, como la punta de una cucharita de café, que se pueden tragar con miel; o también pueden introducirse en cápsulas farmacéuticas o en «glóbulos» previstos para otros productos (de tamaño mediano).

Estas cápsulas pueden contener de 200 mg a 600 mg de producto, dependiendo de su densidad.

En cuanto a las *gotas,* es necesario recoger nueces en otoño con la cáscara todavía verde, antes de que hayan empezado a madurar. Debes pelarlas quitándoles la cáscara verde y reservar las cáscaras en un recipiente de vidrio hasta que lo llenes. Ten cuidado, la cáscara es un poderoso tinte marrón que no es fácil de quitar si te manchas las manos (también se utiliza para teñir el cabello). Si usas guantes, mejor que sean de tipo quirúrgico, disponibles en las farmacias, y no los de bricolaje.

Añade alcohol de uso alimentario (de trigo, vino, *grappa* o vodka), de 70 grados o más, de origen biológico, hasta el borde, evitando las bebidas «perfumadas». Agrega una cucharadita de vitamina C en polvo (ácido ascórbico, disponible en farmacias) por cada 250 ml. Agita la mezcla y déjala reposar durante al menos un mes.

Transcurrido el tiempo, puedes quitar las cáscaras o dejarlas. Para su uso, transfiere parte de la tintura así obtenida a una botella con cuentagotas, diluyéndolo con la adición de un tercio de agua.

TOMAS

«Clavos» y «Artes» se refieren a cápsulas con polvo de clavo y ajenjo respectivamente; «Gotas» a gotas de tintura de cáscara de nuez.

1.° día:	desayuno:	3 gotas/3 clavos
	almuerzo:	3 gotas/3 clavos
	cena:	3 gotas/3 clavos/2 artes
2.° día:	desayuno:	4 gotas/3 clavos
	almuerzo:	4 gotas/3 clavos
	cena:	4 gotas/3 clavos/3 artes
3.° día:	desayuno:	5 gotas/3 clavos
	almuerzo:	5 gotas/3 clavos
	cena:	5 gotas/3 clavos/5 artes
4.° día:	desayuno:	6 gotas/3 clavos
	almuerzo:	6 gotas/3 clavos
	cena:	6 gotas/3 clavos/7 artes
5.° día:	desayuno:	8 gotas/3 clavos
	almuerzo:	8 gotas/3 clavos
	cena:	8 gotas/3 clavos/9 artes
6.° día:	desayuno:	10 gotas/3 clavos
	almuerzo:	10 gotas/3 clavos
	cena:	10 gotas/3 clavos/11 artes

7.º día:	desayuno:	12 gotas
	almuerzo:	12 gotas/5 clavos
	cena:	12 gotas/13 artes
8.º día:	almuerzo:	15 gotas/7 clavos/15 artes
Del día 9.º al 15.º:	almuerzo:	10 gotas/2 clavos/3 artes

Notas:

- Es esencial no omitir nunca una dosis durante los primeros seis días (a partir del séptimo día, un olvido es menos relevante).
- Si desayunas tarde y cenas temprano, es mejor tomar las dosis de gotas y clavos (proporcionadas antes de la cena) media hora antes de acostarse.
- En los primeros seis días puedes experimentar leves trastornos debidos a descargas de desintoxicación.
- Si sientes una fuerte reacción del organismo, puedes repetir la dosis del día anterior, pero si deseas deshacerte de los parásitos jóvenes, de los adultos y de los huevos, no debes suspender el tratamiento durante al menos seis días consecutivos.
- Durante el período de tratamiento, es aconsejable comer menos (nunca saturar el estómago) y más saludable (evitar carne no orgánica, grasas animales, productos lácteos, lavar bien las frutas y verduras en agua con sal marina integral y escaldar todas las verduras, como se hace en los restaurantes chinos).
- Para quien lo desee, un «ayuno energético» de seis días (*véase* página 35) durante el tratamiento antiparasitario es un regalo fantástico para la salud, ya que permite que los antiparasitarios tengan una mayor eficiencia.
- La ingestión de numerosas píldoras puede parecer excesiva y difícil, pero no hay alternativa: ingerir en varias veces con abundante agua.

- En el caso de los niños, hay que reducir las dosis con sentido común. En caso de síntomas de intolerancia (sueño o inquietud anormal), hay que abandonar el tratamiento inmediatamente y preferir pequeños enemas con agua y sal asociados a unas gotas de ESP en las bebidas.

La «Triple»

Basándome en las enseñanzas de la doctora Clark, tuve la idea de crear una tintura que contenga los tres productos básicos, a saber, cáscara de nuez, clavo y ajenjo.

Continúo dejando en alcohol (90 grados) al menos durante un mes cáscaras de nueces, junto con una cantidad (aproximadamente la mitad en volumen) de clavo y una cantidad (aproximadamente un cuarto en volumen, en comparación con las nueces) de hojas de artemisa. Esto produce una tintura con un poder antiparasitario muy alto. Antes de comenzar a usarlo, hay que retira las partes sólidas y diluir con un tercio de agua mineral.

Yo llamo a esta tintura «la Triple».

También descubrí que recientemente los proveedores de productos Clark (consulta «Direcciones útiles» al final del texto) ofrecen tinturas preparadas de cáscara, clavo y artemisa. Por lo tanto, sólo es cuestión de mezclarlas para obtener la Triple. Recientemente, la compañía SpazioEcoSalute (consulta «Direcciones útiles» al final del texto) ha incluido en su catálogo la Triple con el siguiente nombre: «Mezcla antiparasitaria equilibrada de la doctora Clark».

Ahora, incluso en EBay hay una «Clark tinture 3 in 1».

Hay que tener en cuenta que la Triple lleva alcohol y esto puede ser un problema para los abstemios totales.

Dada la extensión y la fácil disponibilidad de estas tinturas (Triple, mezcla o 3 en 1), hay muchas personas que realizan el tratamiento antiparasitario utilizando sólo gotas de estas tinturas.

Dosis recomendada: 3 tomas al día, en medio vaso de agua; la primera dosis al despertar, la segunda a mitad de la jornada, la tercera justo antes de acostarse. Primera semana: dosis de 5 gotas; segunda semana: dosis de 15 gotas; tercera y cuarta semana: dosis de 25 gotas. Prefiero esta dosis progresiva y efectiva a la dosis «no progresiva» indicada por los distintos fabricantes.

Como una demostración de la validez de esta tintura, tuve el caso de una familia en la que tres personas tenían herpes zóster en los labios simultáneamente. Aplicando la Triple localmente (en el mismo herpes), en menos de 24 horas los síntomas desaparecieron en las tres personas. En dos de ellas reaparecieron porque, como enseña la Nueva Medicina, a menudo hay un *shock* biológico (un evento traumático) en el origen que, si no se resuelve, reactiva la patología.

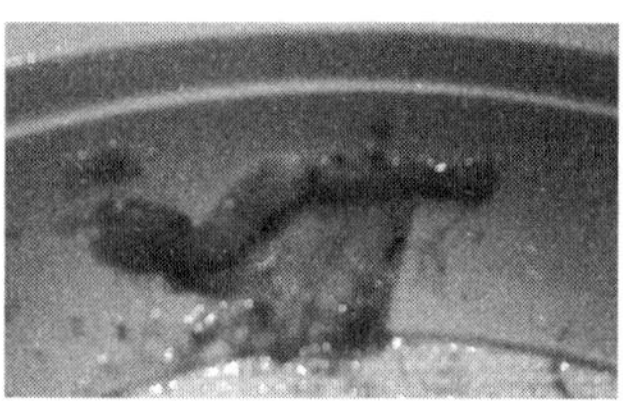

Nota:

Un lector que con la triple resolvió los principales problemas de inquietud y trastornos intestinales de su hijo, me envió esta foto por correo electrónico. No realizó ninguna consulta o análisis del tipo de parásito.

Hice el mismo experimento con verrugas o nevus. En algunos casos (aunque con un porcentaje bajo), éstos desaparecieron.

El éxito aumenta si la persona «pincha» su verruga con una aguja antes de aplicar la Triple (posiblemente liberando una gota de sangre), para que esta tintura pueda penetrar más profundamente.

Generalmente se interviene durante 3 o 4 días consecutivos. La aplicación de la tintura seca la piel. Todos los días hay que retirar esa piel seca, pinchar con una aguja y aplicar la tintura de nuevo. Después de 3 días ya no se toca, la piel se seca, se crea una costra que, después de veinte días, se elimina por sí sola, y la piel se habrá vuelto lisa, sin verrugas ni nevus.

Zapper

En el caso de patologías complicadas y para una eliminación total de los parásitos presentes en las capas epidérmicas del cuerpo, se recomienda combinar el tratamiento antiparasitario con sesiones de «zapper». El zapper es un pequeño dispositivo electrónico que funciona con una corriente muy baja suministrada por pequeñas pilas comerciales de 9 voltios. El zapper se puede fabricar muy fácilmente; el esquema con las instrucciones se puede encontrar en el libro de Clark y es fácil encontrar a alguien que pueda fabricarlo. Hoy en día, sin embargo, tiene una difusión tal que lo fabrican varias compañías que divulgan los métodos de Clark a un precio muy bajo *(véase* «Direcciones útiles» al final del libro). El aparato está equipado con dos «perillas» o electrodos que suministran una corriente de polaridad opuesta. El paciente sostiene un electrodo con una mano y el segundo con la otra; el paso de esta corriente por el cuerpo tiene el efecto de eliminar los parásitos sin causar ningún daño al organismo. El procedimiento consiste en una sesión de 7 minutos de zapper (un electrodo en cada mano con el dispositivo encendido) seguido de 20 minutos de «libertad», luego otros 7 minutos de zapper y 20 minutos de libertad, y finalmente otros 7 minutos de zapper. En total son 61 minutos. En general, sólo una sesión es suficiente. Sin embargo, en el caso de patologías graves, la doctora Clark recomienda 2 sesiones por día durante una semana. Está claro que esta corriente circula sobre todo por la superficie y, por lo tanto, limpia principalmente la epidermis. Esto explica el hecho de que para una limpieza antiparasitaria total sea necesario combinar el zapper con el cuidado antiparasitario. La posición de los electrodos se puede variar para obtener efectos más localizados y más profundos.

Se proporcionan explicaciones detalladas sobre el uso del zapper con el aparato que se compra y también están disponibles en el libro de Clark *(véase* la bibliografía) y aún más en libro de Lombardi *(véase Medicina, inganno totale*, en la bibliografía), que contiene un estudio muy profundo sobre el uso y los resultados del zapper. Las experiencias de amigos o conocidos confirman la efectividad de esta herramienta. Conozco a una persona que no había podido deshacerse de un parásito en el pie incluso tras someterse a varias terapias y que, en cambio, resolvió su problema con el zapper aplicándolo directamente en el área afectada. Un amigo me dijo que, después de intentar en vano eliminar un parásito intestinal contraído en la India de varias maneras, tuvo éxito con una sola sesión de zapper.

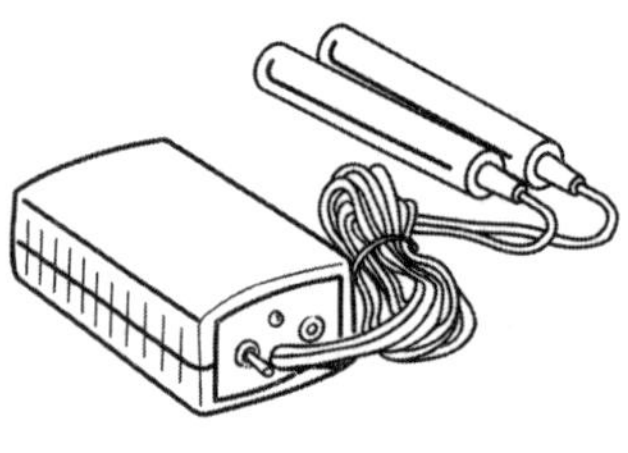

¿Dónde encontrar el zapper?

Las nuevas leyes de la UE han transformado este dispositivo en un instrumento médico, por lo que su costo ha aumentado (por ejemplo, Biomed). Se puede encontrar en Ecosalute, solicitando un «zappicaton» con la adición del accesorio «electrodos». Se puede solicitar a través de la web www.selfhealth.com o www.foodcompany, en ebay.it, o comprando el libro de Clark y siguiendo el patrón; con ciertos conocimientos de electrónica se puede fabricar en casa.

Nota importante: Como naturópata, desde un punto de vista holístico, sin embargo, señalo que es posible que algunos parásitos también sean útiles para nuestro cuerpo, como los peces que acompañan a las ballenas limpiando su piel o las aves que viven en simbiosis con los búfalos para alimentarse de los insectos que se asientan en su piel. Esta interpretación también estaría confirmada por el hecho (verificado por la Nueva Medicina del doctor Hamer) de que es nuestro cerebro el que «dirige» a ciertas bacterias y micobacterias en la fase de reparación de una enfermedad o tumor. Esta opinión es compartida por algunos médicos homeópatas, que adoptan una visión holística del cuerpo y se niegan a usar el zapper.

Ayuno

La digestión requiere y consume el 35 % de las energías de nuestro cuerpo.

El ayuno es una práctica purificadora que en sí misma no es antiparasitaria (excepto un «ayuno total» de al menos tres semanas, que se realizará bajo supervisión médica). Para que los otros ayunos tengan una acción antiparasitaria, deben estar asociados con la ingesta de ESP o cápsulas de artemisa. La artemisa o ajenjo es muy efectiva, pero su distribución ahora está prácticamente prohibida. Se puede encontrar fácilmente *Artemisia annua,* que es efectiva (aunque menos que el ajenjo), pero que mejora si se toma junto con vitamina C. Para la dosis de cápsulas de artemisa, consulta la tabla de la página 24-25; para la vitamina C, busca tabletas de 1 g, si es posible de acerola o de L-vit. C y tómate una por cada ingesta de artemisa. Al ayunar, se ahorran las energías necesarias para la digestión y, por lo tanto, también están disponibles para apoyar los procesos de curación.

La experiencia también muestra que, en ayunas, el organismo se ve obligado a consumir todo lo que puede utilizar y, por lo tanto, también las grasas superfluas, los tejidos degenerados, etc., lo que contribuye a la eliminación de la celulitis u otras «obstrucciones» del cuerpo. ¡Pero no sólo eso! Los parásitos, ya sea porque ya no reciben alimentos o porque el cuerpo activa un sistema de expulsión, se eliminan del cuerpo, que se limpia naturalmente...

Se han escrito muchos libros que explican las virtudes del ayuno.

El término «ayuno» generalmente se refiere a la abstinencia de alimentos, pero no de líquidos.

En general, nuestros cuerpos se adaptan muy bien al ayuno. Muchas personas se sienten «morir» sólo ante la idea de tener que saltarse una comida. En realidad, es principalmente una falta psicológica debido al hábito de comer. Así que participa en actividades interesantes y agradables durante la hora normal de la comida: ¡te olvidarás de comer! A media tarde puedes recordar que no has comió en el almuerzo y luego comenzarás a «preocuparte» inconscientemente. La preocupación será aún mayor si tienes un amigo que proyecta sus miedos sobre ti («¿Pero no has comido? ¿Y cómo lo haces? ¿No te sientes débil?»...).

Si no te dejas influenciar, llegarás sin problemas a la hora de la cena y te sorprenderá sentirte tan bien y tan feliz de haberte dedicado a actividades interesantes en el período de tiempo normalmente dedicado a las comidas...

Cuando comiences a comer nuevamente después de un largo período de ayuno, no te sorprendas si durante los primeros 3 o 4 días no sientes la necesidad de ir al baño a descargar las heces. Es un fenómeno completamente normal. También es importante reanudar la alimentación con alimentos no exclusivamente integrales y sí con aquéllos que sean alcalinizantes y no acidificantes (deben evitarse las proteínas, tanto animales como vegetales, y los alimentos refinados; consumir arroz semi integral con patatas, zanahorias, etc., *véase* la bibliografía).

Advertencia: Al final de un largo período de ayuno, ya sea «total» o «monoalimentario», existe un peligro real de muerte en caso de que de repente participes en un «banquete de boda». Después del ayuno, el cuerpo (el sistema gastrointestinal) está sensible, delicado y acostumbrado a descansar. Un suministro repentino de alimentos abundantes y variados causa congestión intestinal que puede tener consecuencias trágicas. La alimentación debe ser reintegrada gradualmente. En su libro *Volunteer Castaway*, Alain Bombard nos proporciona el siguiente testimonio: acostumbrado a una dieta basada exclusivamente en pescado y agua de mar, al final de su experiencia fue recuperado por un barco cuyo capitán organizó un banquete para celebrar el éxito de la aventura. Bombard cuenta las dramáticas consecuencias.

Ayuno total

Significa que durante un cierto número de días (al menos de tres a cinco días) sólo se toma agua pura. Este ayuno debe realizarse bajo la supervisión de un médico que apruebe este tipo de práctica.

Existen numerosos libros que explican los resultados milagrosos obtenidos con el ayuno total.

Otras formas de ayuno sólo requieren la ingesta de alimentos líquidos o energéticos. El objetivo es hacer que el estómago y los intestinos descansen casi por completo, para aprovechar el exceso de energía y la ausencia total de los parásitos presentes en los alimentos (especialmente en alimentos de origen animal o en alimentos sin lavar).

Ayuno de Breuss

(Véase Cancro e leucemia, en la bibliografía). Prevé la ingesta de zumos de vegetales suavizados y filtrados. Puedes comprar el «jarabe de Breuss», listo para consumir, en tiendas de alimentos orgánicos o en algunos herbolarios. Las verduras que lo conforman han sido cuidadosamente seleccionadas por Breuss por sus propiedades desparasitantes y energéticas.

El ayuno de Breuss es un ayuno casi total, que no implica la ingesta de alimentos energéticos y, por lo tanto, no es adecuado para personas que desean continuar llevando a cabo una vida profesional diaria y normal, especialmente si la suya es una actividad manual.

El tratamiento para los tumores dura 40 días, un límite que se puede alcanzar progresivamente, con ayunos de longitud creciente, intercalados con períodos de alimentación normal.

Durante el ayuno, no se come, sólo se toma el «jarabe de Breuss» (más que un jarabe, es un zumo vegetal compuesto de la siguiente manera: 3/5 de nabos rojos, 1/5 de zanahorias, 1/5 de apio, un poco de rábano picante (30 g) y una patata mediana (tan grande como un huevo). Todas las verduras deben picarse en una licuadora, luego el zumo se pasa a través de un filtro fino o de un paño de lino. Este zumo es el único alimento. Al principio se pierde peso, pero pronto el cuerpo se estabiliza. Se bebe un total de medio litro en varias tomas al día, a pequeños sorbos. Nunca se debe exceder el litro de zumo. No hay que tomar otras bebidas: ni bebidas azucaradas ni zumos de frutas; sólo se puede agregar, a voluntad, agua o infusiones de hierbas indicadas más adelante. ¡No se come nada más durante cuarenta días!

TISANAS DE HIERBAS RECOMENDADAS:

1. Salvia: Hierve las hojas de salvia en agua durante 3 minutos (decocción). Luego retira las hojas y bebe la tisana resultante durante todo el día. Breuss describen de manera completa las propiedades curativas de la infusión de salvia.

2. Cola de caballo (3/5) y ortiga (2/5): Pon los ingredientes en infusión en una taza de agua hirviendo durante 10 minutos. Cuela el líquido y recoge las hierbas que hervirás durante otros 10 minutos en la cantidad de agua que cabe en una taza. Filtra el líquido nuevamente. La tisana de hierbas para beber (a temperatura ambiente) se compone de la suma de los dos líquidos.

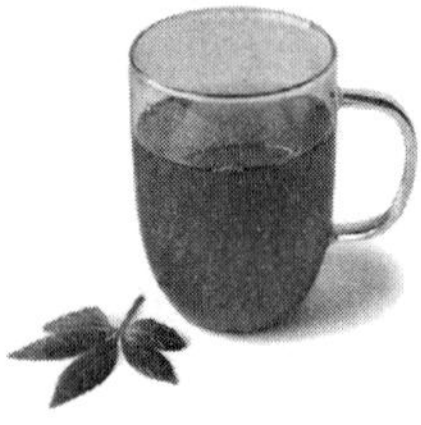

EXPERIENCIAS

Mi experiencia

Hice seis días de ayuno, no más porque no estoy enfermo y porque ya tengo una constitución suficientemente delgada. Tuve un exceso de tiempo que me permitió reorganizar mis días. Experimenté una gran sensación de ligereza y una sensación de limpieza en todo el sistema digestivo. La única dificultad surgió al cuarto día, cuando realicé una actividad que requirió un esfuerzo físico considerable (unas pocas horas cortando leña al sol), al final de la cual me sentí débil.

Otras experiencias

El libro de Breuss (veáse la bibliografía) está lleno de evidencias que demuestran la validez del método.

Puedo señalar que conocí personalmente a un hombre (un conocido médico enfermo de linfoma), que siguió escrupulosamente el ayuno durante cuarenta y dos días, según las instrucciones de Breuss. Sus funciones vitales han mejorado considerablemente, las pruebas médicas se han vuelto perfectas, la sensación de bienestar se ha recuperado totalmente: oficialmente el tumor había desaparecido. Sin embargo, cuando este hombre reanudó su trabajo, junto con los tratamientos alopáticos, el tumor comenzó a crecer nuevamente. Después de unos meses, falleció. Esto muestra que el ayuno tiene propiedades curativas extraordinarias, pero que no es decisivo si el problema psicobiológico que está en la raíz de la enfermedad no se cura.

Ayuno energético

Inspirado por el consejo dietético del doctor Katrib *(véase Il sale, il grande amico del nostro organismo,* en la bibliografía), he experimentado personalmente varias veces con un sistema de ayuno que llamo «enérgico».

Cada comida debe ser reemplazada por la siguiente bebida, que se puede tomar a voluntad, es decir, en la cantidad deseada y en cualquier momento. Para preparar un litro de esta bebida, disuelve 10 g (una cucharadita rasa) de sal marina y 150 g (dos cucharadas colmadas) de miel orgánica (o jugo de arce) añade el zumo de cuatro limones y consérvala en fresco. Esta bebida es fabulosa como un reconstituyente energético, mucho mejor que numerosas bebidas que se pueden comprar en las tiendas: contiene todos los minerales necesarios para el cuerpo, muchas vitaminas y muchas calorías. También parece que la asociación sal-miel-limón mejora la acción beneficiosa de cada uno de estos productos. Por lo tanto, es una bebida beneficiosa para la salud y muy útil como suplemento energético en caso de esfuerzos deportivos. El consumo de esta bebida te permitirá «ayunar» sin sentir hambre ni falta de comida. A menudo, como ya se ha mencionado anteriormente, lo que se siente es sólo una falta psicológica debido al hábito de comer. En caso de que debas hacer un trabajo manual intenso, aumenta la dosis de miel.

Esta bebida debe tener un sabor realmente bueno y agradable. De lo contrario, podría deberse a que hay demasiada sal o demasiada (o muy poca) miel. Encuentra tu dosis ideal.

Te sorprenderá observar que con el ayuno:

1. Tienes más energía.
2. Duermes mejor.
3. Tus días son más rentables por el mayor tiempo disponible.
4. Si tienes un problema de salud, el proceso de curación se acelera significativamente.
5. Sufres menos por el frío y el calor.

También puedes agregar a la bebida ESP (extracto de semilla de pomelo), que contiene propiedades antiparasitarias, en una cantidad de 15 gotas o 2 tabletas o 2 cápsulas por litro. Esto enriquecerá la bebida con una calidad de curación antiparasitaria.

HE RECIBIDO LOS SIGUIENTES TESTIMONIOS

Mi experiencia

Realicé el ayuno energético durante 10 días y cada 2 días hacía 130 km en bicicleta. Durante los recorridos, ocasionalmente también tomaba una cucharada de miel como suplemento calórico. Honestamente, rara vez me sentí tan bien, y al final de los 10 días no tenía ganas de reanudar la alimentación normal. Fui «forzado» por las relaciones sociales y familiares. Debo señalar que he sabido que ahora algunos equipos de ciclismo han adoptado esta mezcla como bebida durante las competiciones.

Hice 4 días de ayuno energético, precedidos por 10 días de Resolutivo Regium como preparación. La bebida funcionó de maravilla, tuve estímulos de hambre psicológicos por «hábito», pero los superé fácilmente. Desde el segundo día estuve bien. Al tercer día jugué al tenis sin el menor problema. En conclusión, es una excelente experiencia que pretendo repetir. La sensación de bienestar es buena y, sobre todo, el efecto de la claridad mental es notable. ¿Puedo mantener este estado con una buena nutrición?

Ayuno energético con cuidados antiparasitarios

El procedimiento precedente (ayuno energético con ESP) se puede mejorar aún más si tomas arroz integral crudo para el desayuno de la siguiente manera: llena un vaso de arroz integral crudo hasta aproximadamente tres centímetros de altura. Vierte un «sorbo» en tu boca y mantenlo hasta que, humedeciéndolo con saliva, se ablande un poco; luego comienza a masticarlo hasta que se vuelva líquido, como la leche de arroz, luego trágatelo. Comienza de nuevo con otro «sorbo» de arroz, hasta que te termines todo el vaso. Tardarás alrededor de tres cuartos de hora. Para facilitar la operación, si tienes que ir a trabajar en automóvil, puede «comerte» el arroz por el camino. Luego, después del «desayuno de arroz crudo», no consumas ningún alimento (ni líquido ni sólido) hasta el almuerzo. Este arroz crudo tiene extraordinarias propiedades antiparasitarias y te sorprenderá saber que también constituye un desayuno nutritivo y agradable.

El ramadán

Considero necesario mencionar el ayuno practicado por los musulmanes y explicar algunos detalles. Este ayuno consiste en un período de veintiocho días (un mes lunar) durante el cual uno se abstiene, entre otras cosas, de tomar comida y agua desde el amanecer hasta el anochecer (definido por el momento en el que no se puede distinguir entre un hilo blanco y un hilo negro). Así, el estómago y los intestinos permanecen totalmente en reposo durante aproximadamente doce horas (dependiendo de la estación en que caiga el ramadán). En sí mismo es una excelente práctica de salud. El problema es que los practicantes a menudo tienen el hábito de atiborrarse (contrariamente a cuanto prescribe el Corán) antes del comienzo e inmediatamente después del final de las horas de ayuno, y en general con muchos alimentos que contienen azúcar blanca y grasas animales, con el resultado de que los efectos negativos son a menudo mayores que los positivos. Por supuesto, también hay algunos practicantes que se comportan con sentido común y se benefician enormemente de esta limpieza anual.

Métodos más caros y muy efectivos

De numerosos lectores he recibido informes de productos efectivos que se pueden comprar en las herboristerías o por Internet. Muchos me escriben pidiéndome la opinión sobre los productos anunciados en Internet. Estos productos cuestan más que los métodos «domésticos», pero son mucho más fáciles de usar y vienen con instrucciones claras. Entre estos, el producto Toxinout (disponible en www.drnatura.it) me lo han mencionado varias veces y he oído testimonios al respecto. Hasta ahora no los conocía y nunca me habían interesado.

El fabricante afirma su efectividad para la eliminación de metales pesados, parásitos y para la regeneración de la flora bacteriana intestinal. Le pedí que lo probara a una amiga mía que tiene varios problemas de salud y que pronto se someterá a una cirugía de riñón y trompas. Aquí está su testimonio:

> *Pierre me pidió que probara este producto. Aunque era bastante reacia a tomar aún más píldoras, dado que ya estaba tomando muchas, acepté con la esperanza de desintoxicarme de los efectos secundarios de otros medicamentos y de regular el funcionamiento de mi intestino.*

No quería hacer el tratamiento de limpieza intestinal al mismo tiempo (Colonix, propuesto por www.drnatura.it). Inmediatamente me gustaron las instrucciones claras. Entendí la duración del tratamiento (50 días) como garantía de seriedad y efectividad. Después de unos días de tomar el producto, tuve una erupción cutánea, se me llenó la cara de granos, parecía un extraterrestre. Esa especie de eritema duró poco más de dos semanas. Cuando terminó, me pareció que había adquirido un mayor bienestar y un sueño más profundo, también era hora de someterme a una cirugía. Seis días después de la cirugía, me levanté y los médicos quedaron asombrados por la velocidad de mi recuperación; no creo que se debiera al Toxinout, pero ciertamente no me hizo daño.

Recuerdo que las dolencias físicas (migrañas, erupciones cutáneas…) son un fenómeno natural de los tratamientos de desintoxicación.

Limpieza de los riñones

He obtenido grandes satisfacciones con la aplicación del método combinado, buenos resultados con el método Breuss, con el de sal/sin sal y también con el método «termal».

Sin embargo, por ahora parece que los únicos con efectos a largo plazo son el método de la doctora Clark (que, además de actuar sobre los depósitos minerales, también elimina los parásitos vivos presentes), un poco complicado de realizar, y el de Pradilla-Lombardi, fácil, pero que presenta dificultades a la hora de encontrar los ingredientes.

Estamos experimentando el producto *Resolutivo Regium,* que parece tener el mejor equilibrio entre eficiencia y facilidad de uso.

Método Clark

Ingredientes

- ½ taza de raíz de hortensia seca *(Hydrangea arborescens)*
- ½ taza de raíz de reina de los prados *(Eupatorium purpureum)*
- ½ taza de raíz de malvavisco *(Althea officinalis)*
- 4 manojos de perejil fresco.
- Tintura de vara de oro (o hierba seca)
- Cápsulas de jengibre
- Cápsulas de gayuba
- Glicerina vegetal
- Concentrado de cereza negra *(Prunus avium)*, 200 ml
- Vitamina B6, tabletas de 250 mg
- Oxido de magnesio, cápsulas de 300 mg)

Raíces

Toma 1/4 de taza de cada raíz y sumérgela en 10 tazas de agua fría del grifo en un recipiente no metálico; cúbrela con un plato. Después de al menos 4 horas (o de una noche), agrega los 200 ml de concentrado de cereza, hierve la mezcla y déjala a fuego lento durante otros 20 minutos.

Bebe 1/4 de taza inmediatamente, tan pronto como se enfríe lo suficiente.

Filtra el resto con un colador y mételo en un recipiente de 1/2 litro (mejor si es de vidrio) que meterás inmediatamente en la nevera. El resto del líquido debe congelarse en varias botellas.

Perejil

Después de enjuagar el perejil, hiérvelo durante 3 minutos en 1 litro de agua. Bebe 1/4 de taza tan pronto como se enfríe lo suficiente. Mete 1/2 litro en la nevera y congela el resto. Tira el perejil.

Dosificación

Cada mañana, toma 3/4 de taza de tisana de raíces y 1/2 de tisana de perejil, vertiéndolos en un recipiente en el que agregarás 20 gotas de vara de oro y una cucharadita de glicerina. Bebe esta mezcla varias veces durante el día. Guárdala en la nevera o en un lugar fresco. No la bebas toda de una vez, ya que hará que sientas pesado el estómago y además notarás presión en la vejiga.

Si sufres problemas estomacales, comienza con la mitad de las dosis.

Después de la primera ebullición, mantén las raíces en el congelador. Después de 13 días, tu suministro de tisana de hierbas a base de raíces habrá disminuido y podrás reutilizarlo, agregando sólo 6 tazas de agua y dejando la infusión a fuego lento durante 10 minutos. Esta nueva solución será suficiente para otros 8 días más, lo que te hará llegar a un total de 3 semanas. Recuerda agregar vara de oro y glicerina cada vez. Después de 3 semanas, repite la operación con nuevas raíces y perejil. Para obtener buenos resultados, necesitas una cura de al menos 6 semanas.

Durante el tratamiento, toma también:

- Cápsulas de jengibre (3 al día, 1 en cada comida)
- Cápsulas de gayuba (1 en el desayuno y 2 en la cena)
- Vitamina B6 (1 tableta al día)
- Óxido de magnesio (1 cápsula al día)

Observaciones

Estas tisanas de raíces y perejil se estropean fácilmente. Se guardan en el refrigerador, pero cada 4 días deben hervirse nuevamente para renovar el proceso de esterilización. Si las esterilizas por la mañana, puedes meter la cantidad diaria en una botella, sin tener que congelarla todo el día. Asegúrate de que las raíces que compres sean frescas y no estén «muertas». ¡Deben desprender aroma!

En lugar de cápsulas de jengibre, puedes beber un té de jengibre en cada comida, ralla jengibre fresco en una taza de agua caliente.

Toma facilitada

Me gustaría señalar que tanto la compañía Biomed *(véase* «Direcciones útiles») con el Bio-clien-N, como la compañía Ecosalute con el depurativo Reni Clark, ofrecen una tintura hidroalcohólica para la limpieza de riñones basada en las indicaciones de la doctora Clark. Estos productos han demostrado ser efectivos y fáciles de usar. Se aplica la dosis indicada por el fabricante.

Alternativa al método Clark

Cuando en los años ochenta probé el método Clark, no todos los productos necesarios estaban disponibles en nuestro mercado y, por lo tanto, seguí la siguiente alternativa.

Ingredientes

- Perejil fresco
- Altea desecada
- Equiseto desecado
- Jengibre fresco
- Tintura de hortensia *(Hydrangea arborescens)*, que hay que encargar
- Tintura de reina de los prados *(Eupatorium purpureum)*, que hay que encargar
- Tintura de gayuba
- Aceite esencial de jengibre
- Vitamina B6
- Óxido de magnesio
- Concentrado de ciruela (en lugar de cereza)
- Si no encuentras glicerina vegetal, reemplázala por aceite de oliva)

Raíces (y hierbas)

Coge 1/4 de taza de malvavisco y de cola de caballo y sumérgelo en 1 tazas de agua mineral fría en un recipiente no metálico; cúbrelo con un plato.

Después de al menos 4 horas (o de una noche), agrega 200 ml de concentrado de ciruela y, si utilizas jengibre fresco, 50 g rallados. Lleva la mezcla a ebullición y déjala hervir a fuego lento durante otros 20 minutos.

Bebe 1/4 de taza de la solución tan pronto como se enfríe lo suficiente; antes de beber, agrega 10 gotas de *Hydrangea* y diez de *Eupatorium.*

Filtra el resto con un colador y mete 1/2 litro en un recipiente (mejor de vidrio) y mételo inmediatamente en la nevera.

El resto del líquido (poco menos de un litro) debe distribuirse en varias botellas para congelarse.

Perejil

Después de enjuagarlo, hierve el perejil fresco en 1 litro de agua durante 3 minutos. Bebe 1/4 de taza tan pronto como se enfríe. Mete 1/2 litro en la nevera y 1/2 a congelar. Tira el perejil hervido.

Dosificación

Cada mañana vierte en un tazón grande 3/4 de la solución de raíces y 1/2 taza de la solución de perejil. Agrega 20 gotas de tintura de *Hydrangea* y *Eupatorium* y 1 cucharadita de aceite de oliva. Bebe esta mezcla varias veces a lo largo del día. Guárdala en la nevera o en un lugar fresco.

No te la bebas toda de una vez, ya que puede hacer que sientas el estómago pesado y ejerza presión en tu vejiga. Si sufres problemas estomacales, comienza con la mitad de la dosis.

Después de la primera ebullición, mantén las raíces en el congelador. Después de 13 días, tu suministro de tisana de hierbas a base de raíces habrá disminuido y podrás reutilizar las raíces, pero agregando sólo 6 tazas de agua y dejándola a fuego lento durante 10 minutos. Esta nueva solución será suficiente para otros 8 días más, por lo que llegarás a un total de 3 semanas. Recuerda agregar las gotas de tintura y el aceite de oliva cada vez.

Después de 3 semanas, repite la operación con nuevas raíces y perejil. Para obtener buenos resultados, debes seguir una cura de al menos 6 semanas.

Durante el tratamiento, al comienzo de las comidas toma también:

- Gotas de aceite esencial de jengibre (1 gota en cada comida)
- Gotas de gayuba (10 en el desayuno y 20 en la cena)
- Vitamina B6 (250 mg, 1 tableta al día)
- Óxido de magnesio (300 mg, 1 tableta al día)

Observaciones

Esta tisana de raíces y de perejil se estropea fácilmente. Cada cuatro días hiérvela para esterilizarla. Si la esterilizas por la mañana, puedes meter la cantidad diaria en una botella sin tener que congelarla.

Asegúrate de que las raíces que compres sean frescas y no estén «muertas». ¡Deben desprender aroma!

En lugar de cápsulas de jengibre, puedes beber una tisana de jengibre en cada comida, preparada rallando jengibre fresco en agua caliente.

¿Cómo funcionará?

Todo parece mucho más complicado de lo que realmente es.

Desde el primer día notarás una mayor diuresis (micción) y mayor facilidad para defecar. Los primeros días la orina aparecerá más densa (u oscura) y, a veces, más olorosa. Día tras día, sentirás que la espalda y los riñones se «aligeran». Tendrás tendencia a dejar el tratamiento antes de las 6 semanas, sin embargo, trata de completarlo.

Cuando hayas agotado las existencias de las tisanas, también puedes prepararlas de vez en cuando. Por la noche, pon en remojo en una cacerola malvavisco y cola de caballo. Tan pronto como te levantes, agrega perejil y hierve la mezcla durante 1/4 de hora.

Justo antes de apagar el fuego, añade las gotas de tintura. Esto también permitirá que el alcohol de la tintura se evapore. Antes de beber, agrega una gota de aceite esencial de jengibre y mézclalo todo muy bien.

Método Breuss

Me gustaría señalar que otro autor (Breuss, *véase* la bibliografía) recomienda beber una tisana de hierbas durante 21 días compuesta de la siguiente manera: cola de caballo (15 g), ortiga (10 g), centinodia *(Polygonum aviculare)* (8 g), *hypericum* (6 g). Pon las hierbas en una taza de agua hirviendo, revuelve, déjalas en infusión durante 10 minutos y luego fíltralas (esto significa que en esta etapa, las hierbas nunca están en el agua mientras está hirviendo). Saca las hierbas del colador, agrega 2 tazas de agua y hierve durante otros 10 minutos.

La bebida estará compuesta por la mezcla de los dos líquidos. El concepto básico es que los ingredientes activos liberados por las hierbas son diferentes, ya sea hervidos o sólo hechos en infusión.

Bebe 3 veces al día, 1/2 taza cada vez, por la mañana con el estómago vacío, antes del almuerzo y antes de irte a dormir.

¡Breuss desaconseja extender el consumo de esta tisana de hierbas más allá de 3 semanas! Alterna períodos de 21 días sin tisana de hierbas con períodos de 21 días con tisana de hierbas.

Método combinado Breuss-Treben-Clark (más simple)

Generalmente recomiendo, con buenos resultados, la siguiente receta.

Prepara una mezcla de las siguientes hierbas en cantidades iguales: vara de oro, cola de caballo y malvavisco.

Bebe la tisana de hierbas durante al menos 15 días, que debe prepararse de la siguiente manera: mete las hierbas (una cucharada de sopa) en 1/2 litro de agua hirviendo, revuelve, déjalas en infusión durante 10 minutos y luego fíltralas (esto significa que en esta etapa las hierbas nunca permanecen en el agua mientras hierve). Saca las hierbas del colador, agrega otro 1/2 litro de agua y hiérvela durante otros 10 minutos.

El concepto básico es que los ingredientes activos liberados por las hierbas son diferentes si se hierven o si se infunden.

La bebida estará compuesta por la mezcla de los dos líquidos.

Bebe el litro entero distribuido a lo largo del día.

Yo he seguido esta receta, que es fácil y agradable, y a veces agrego perejil al final de la fase de ebullición de las hierbas. Después de unos, días hay un aligeramiento en el área del riñón, que, sin embargo, no parece ser una solución a largo plazo.

Para lograr esto, creo que sólo el método Clark o el método Pradilla-Lombardi son válidos.

Después de un período de consumo de la tisana de hierbas de un máximo de 3 a 4 semanas, es necesario suspenderlo o detenerlo durante unos 10 días.

Método sal/sin sal

Este método se basa en un concepto de química bien conocido: cuando entran en contacto entre sí, los materiales más nobles reemplazan a los menos nobles.

Esto significa que, si clavas un clavo de hierro en una lámina de zinc, el clavo de hierro se oxida rápidamente, mientras que el zinc permanece intacto; y si clavas un clavo de plata en una lámina de zinc, el zinc se oxida rápidamente creando un agujero alrededor del clavo que permanece intacto; así, si el sodio está en contacto con el calcio, el calcio se oxida rápidamente y el sodio lo reemplaza.

Esto significa que si sufro cálculos renales, que consisten esencialmente en calcio (que no es soluble), y bebo agua salada, el sodio reemplaza al calcio, disolviendo este último... Además, el sodio es soluble en agua y, por lo tanto, fácil de eliminar.

La sal marina integral también tiene la ventaja de actuar como un reintegrador de minerales, gracias a la sabia dosis de los diversos minerales producidos en el mar por la Madre Naturaleza y que corresponde increíble y exactamente a la dosis de minerales en el plasma sanguíneo y en los fluidos corporales *(véanse Consigli di benessere alimentare* y *Opere*, de R. Quinton, en la bibliografía).

Procedimiento

Durante 2 semanas, bebe siempre agua ligeramente salada (utiliza sal marina integral en la cantidad de 10 g por litro).

Luego, durante 2 semanas, bebe agua mínimamente mineralizada *(véase Consigli di benessere alimentare*, en la bibliografía), es decir, con un residuo fijo de menos de 50 mg/l y un poco ácida (pH 6,5). Pocas son las aguas que poseen estas características. Búscalas, leyendo cuidadosamente las etiquetas. Seguramente las encontrarás en tiendas de alimentos orgánicos. Algunas marcas son: Lauretana, Plose, Lurisia S. Barbara, Amorosa, S. Anna di Vinadio, Alba, Fonte delle Alpi, Fontealba, Gioiosa della Valsesia, Levico Casara, Meraner, Pian della Mussa, S. Bernardo, Sparea, Sorgiva, Valle Chiara, Valmora, Vigezzo... *(véase*

L'acqua che beviamo, en la bibliografía). Obviamente, en el período «sin sal», trata de usar poca sal en tu dieta.

Continúa con esta alternancia de 2 semanas hasta que sientas que el circuito del riñón, la vejiga y la orina funciona perfectamente. A partir de entonces, trata de beber sólo agua mínimamente mineralizada. Sin embargo, bebe siempre de 1,5 a 2 litros al día, entre comidas.

Si decides seguir este método porque sufres de dolor intenso en el área del riñón, debido a la migración de cálculos renales hacia los uréteres, comienza con las dos semanas de agua mínimamente mineralizada y bebe por la mañana de los primeros 4 días una bolsita de 10 g de sal amarga (también llamada «sal inglesa» o sulfato de magnesio) disuelta en un vaso de agua. Es desagradable y puede causar algo de diarrea, pero el alivio del dolor renal será inmediato.

Método Maria Treben

Este método consiste en un baño de asiento (baño de la zona de la pelvis que se realiza sentado en la bañera o en un recipiente) de equiseto, también llamado cola de caballo *(véase La salud de la botica del Señor*, en la bibliografía).

Según la autora, también resuelve problemas de discopatías, debido a la presión de los riñones sobre los nervios que fluyen a lo largo de la columna vertebral.

Durante la noche, deja 100 g de cola de caballo en agua fría (en una olla de 5 litros). Al día siguiente, calienta todo hasta que hierva y agrégalo al agua de un baño caliente, que debe tener un nivel que cubra los riñones. La duración del baño varía de 20 a 30 minutos. Sal del baño, no te seques y, aún mojado, envuélvete en una bata de baño y acuéstate debajo de numerosas mantas. Mantente sudando durante una hora.

Treben añade: «Contra los cálculos renales y de la vejiga se toman baños de asiento de cola de caballo, tomando al mismo tiempo una tisana caliente de la misma hierba y reteniendo la orina, para después dejar que fluya bajo presión».

Por lo general, de esta manera los cálculos se eliminan hasta en una sola aplicación.

Método «termal»

Algunas personas, que estaban realizando tratamientos de spa en Abano Terme y que sufrían de dolor renal, aplicaron una combinación de los dos últimos métodos con algunas variaciones.

Bebe al menos 1/2 litro de tisana de cola de caballo, preparado según el segundo método (infusión + decocción).

Un cuarto de hora después, te sumerges en una piscina termal (de 35 a 36 °C) y te quedas allí de media hora a una hora.

Inmediatamente después, vas a tu habitación, te envuelves en mantas calientes y te acuestas, aguantas la micción lo más posible y luego la liberas «en un gran flujo».

Los efectos de alivio inmediato fueron asombrosos.

En el caso de dolor renal, el método se puede complementar bebiendo, a la salida de la piscina, la preparación de sal amarga que se indica en el último párrafo del método de «sal/sin sal».

Si estás lejos de un área de spa, puedes aplicar el mismo método sumergiéndote en tu bañera durante al menos 1/2 hora, teniendo cuidado de mantener la temperatura entre los 36 y los 42 °C.

También puedes agregarle sal marina integral (500 g) al agua de la bañera.

La única contraindicación posible (en cuanto al acceso a las piscinas termales) son las enfermedades cardíacas graves.

Método Pradilla-Lombardi

Conocí y probé este método cuando Robert Lombardi era residente permanente en Bélgica y los productos Pradilla también estaban disponibles en una farmacia española. Ahora que Lombardi ha cambiado de residencia y que la UE ha impuesto restricciones a la venta gratuita de hierbas africanas, el abastecimiento se ha vuelto más difícil. Sin embargo, a través de Internet, si escribes «Reintox, Renalia», hay un sitio web que los proporciona (*véase* «Direcciones útiles» al final del libro).

Robert Lombardi (*véase* la bibliografía) es un gran admirador de Clark y también una persona que ha buscado, para resolver todo tipo de problemas de salud, el tratamiento más simple, más eficiente, más natural y menos costoso. En cuanto a los riñones, su investigación lo ha llevado a considerar el método Pradilla como el mejor. El padre César Fernández de la Pradilla es un misionero español que contribuyó a mejorar la salud de las personas en África, también inspirado en los métodos tradicionales africanos. Puede presumir de una amplia gama de casos exitosos, pero, como suele suceder, la medicina oficial lo boicotea.

El padre César es el presidente de una cooperativa ONG, Phytosalus, con sede en Burkina Faso. Sus preparaciones herbales efectivas están disponibles con considerable dificultad, ya que no están autorizadas oficialmente en la Unión Europea, aunque también pueden enviarse directamente desde África (*véase* «Direcciones útiles» al final del libro).

Descripción del método

Primero se toman cápsulas de Reintox (mezcla de hierbas carbonizadas) durante 12 días (una cápsula en el desayuno y otra antes de la cena). Este tratamiento desintoxica los riñones.

Luego se toman las hierbas Renalia: hierve una cuchara bien llena durante 10 minutos (decocción) en 1 litro de agua y bebe esta tisana varias veces a lo largo del día. Bébela durante 14 días, descansa 1 semana y continúa durante otros 14 días. Con estas hierbas (esencialmente *Combretum micranthum)* los riñones se regeneran.

Este método tan simple y económico parece tener buenos resultados a largo plazo.

Método fácil: *Resolutivo Regium o Pioppavis*

Un amigo herbolario me dio a conocer este producto. Es un destilado acuoso de doce hierbas, con un sabor ligero y no desagradable, que debe tomarse 2 o 3 veces al día, entre las comidas (3 cucharadas soperas en 1/2 vaso de agua).

Las ventajas son: facilidad de consumo, ausencia de alcohol y de azúcar, y el hecho de que se puede mantener a temperatura ambiente. También es fácil de encontrar: puedes encargarlo en cualquier farmacia.

Contiene hierbas que garantizan su conservación, cola de caballo, otras hierbas conocidas por sus cualidades purificadoras y saxífragas, también conocidas como «rompe-piedras» por su propiedad de descomponer los cálculos.

La UE, en la regulación de productos herbales, impone cada vez más restricciones que obligan a los fabricantes a revisar a menudo la composición de sus productos. Aparentemente esto sucedió con el *Regium Resolutivo.* Se espera que éstos no pierdan su efectividad.

El *Resolutivo Regium,* que se encuentra fácilmente en las farmacias o en los herbolarios medicinales, es un producto español utilizado desde hace más de setenta años. Al consultar en Internet, observé que el fabricante alaba sus propiedades antiparasitarias y purificadoras del hígado, de los intestinos y finalmente de los riñones. En muchos otros sitios, sin embargo, sus cualidades beneficiosas se enfatizan esencialmente para los riñones.

En el experimento que realizamos, parece que la micción se intensificó después de 3 días de tratamiento.

Si deseas verificar la eficacia del producto, toma por la mañana, con el estómago vacío, unos 40 ml en 1/2 vaso de agua, y permanece en ayunas durante 3 horas: orinarás tanto que te preguntarás dónde estaba todo ese líquido… Si esto no sucede, significa que tu sistema vejiga-riñones está perfectamente despejado y es funcional.

El *Resolutivo Regium* es, sin duda, un producto muy bueno para incluirlo en una cura fácil para purificar el organismo, especialmente los riñones, el hígado y los intestinos.

Algunas personas que lo han usado continuamente durante más de 40 días han tenido la agradable sorpresa de ver que sus dolores en las articulaciones disminuyen significativamente, además de experimentar una mejora en el funcionamiento de la vejiga y de los riñones. Esto se debe ciertamente a la alta presencia de sílice orgánica, de la que la cola de caballo es muy rica y que tiene la propiedad de «reorganizar» la distribución del calcio en nuestro cuerpo.

Una alternativa al *Regium Resolutivo* es el producto *Pioppavis* de la compañía Dr. Giorgini. Me lo ha señalado un reconocido médico homeópata a quien conozco desde hace mucho tiempo. El producto promueve la limpieza de los riñones mediante la eliminación de cálculos renales y de la arenilla. Se toma en las mismas dosis que el *Resolutivo Regium,* agregando un poco de agua.

Nota interesante: Una tisana hecha con barba de maíz seca (filamentos oscuros que salen de las mazorcas) ayuda a limpiar los riñones.

Método de la sandía

Varias personas han encontrado un gran beneficio con el siguiente procedimiento.

Bebe el licuado de una sandía de 2 kg durante 5 días, varias veces a lo largo del día. Mezcla la pulpa roja, la parte blanca que está justo debajo de la corteza y las semillas.

Fíltralo con un colador y bébetelo. Es mejor beber el zumo fresco, recién licuado. El interior de las semillas es rico en principios activos.

Si te sientes débil durante esos 5 días, puedes tomar cucharadas de miel como ingesta de calorías.

¿Y si no pasa nada?

Hay personas que me escriben quejándose de que se han limpiado los riñones y no han observado ninguna diferencia. En general, éstas son personas que aparentemente no tienen problemas. Los riñones son órganos que, si están sanos, no tienen dificultad para mantenerse limpios. Entonces, si no se observa nada, significa que los riñones ya estaban en forma y la limpieza no ha sido de mucha utilidad, aunque sólo pueda resultar beneficiosa.

En casos muy raros, hay personas que se quejan de dolor renal que no ha desaparecido. En este caso, es necesario verificar si estos dolores se deben realmente a los riñones; a menudo son dolores musculares.

Si el dolor de riñones es una dolencia comprobada, hay que cambiar el método de limpieza y beber durante aproximadamente 20 días agua mínimamente mineralizada con bicarbonato de sodio (una cucharadita por cada litro y medio).

Limpieza del hígado (y de la vejiga)

Consideraciones preliminares

Este texto se basa en las técnicas de la doctora Hulda Clark *(véase* la introducción). En mi opinión, junto con el zapper, este método es quizá el mejor regalo que Clark ha hecho a la humanidad.

Pude observar cómo la limpieza del hígado libera al cuerpo de toxinas, mejorando increíblemente la digestión, que es la base de una buena salud. Éste es sin duda el procedimiento de limpieza más rápido que brinda la mayor satisfacción inmediata.

En caso de patologías graves, es la limpieza que considero más eficiente. También tiene la ventaja de permitir a la persona, observar los efectos de un método simple, ver cómo reacciona el propio organismo (a través de la observación de los cálculos expulsados en las heces, del color y el tono de la piel, de las reacciones visibles en la lengua y a través de una nueva sensación de bienestar).

Clark dice:

Con la eliminación de los cálculos biliares, las alergias también desaparecerán, cada vez más, con cada limpieza. Parece increíble, pero los dolores en los hombros y la parte superior de la espalda también desaparecerán. Te encontrarás con más energía y una sensación de mayor bienestar.

El trabajo del hígado es producir bilis, de uno a dos litros por día. El hígado está lleno de pequeños tubos (tubos biliares), que vierten la bilis en un tubo grande (el canal biliar). La vesícula biliar se encuentra a lo largo del canal biliar y sirve como depósito. Si se comen grasas o proteínas, se estimula la vesícula para que se comprima y se vacíe después de unos veinte minutos. Toda la bilis que se ha acumulado en la vesícula biliar viaja por el canal biliar hasta el intestino.

Un gran número de personas, incluidos niños, tienen el canal biliar obstruido por cálculos biliares. Algunos desarrollan alergias o «urticaria», pero otros también pueden no presentar síntomas. Sin embargo, todos tenemos cálculos biliares. Al revisar la vesícula biliar con rayos X, generalmente no se encuentra nada, porque estos cálculos no se encuentran en la vesícula biliar y, en cualquier caso, son demasiado pequeños (tienen un tamaño máximo de tres milímetros) y, sobre todo, no están calcificados, lo que los hace invisible a los rayos X, con muy pocas excepciones. Sin embargo, algunos son visibles por ultrasonido.

Cuando los cálculos crecen en tamaño y número, crean una contrapresión en el hígado, que se ve obligado a producir menos bilis. Es como si tuviéramos que regar un hermoso jardín con una manguera de agua muy obstruida. Cuando hay cálculos biliares, el cuerpo puede expulsar mucho menos colesterol y, por lo tanto, el nivel de colesterol aumenta.

Los cálculos biliares son porosos y, por lo tanto, pueden ser invadidos por bacterias, quistes, virus y parásitos que pasan al hígado. De esta manera, se crean «nidos» de infección en los que la bacteria se reproduce. Ninguna enfermedad estomacal, como úlcera o hinchazón intestinal, se puede curar definitivamente si estas piedras no se eliminan primero del hígado y de los canales biliares.

La doctora Clark indica que antes sería mejor ejecutar el programa de eliminación de parásitos (*véase* la limpieza de los parásitos a base de ajenjo o artemisa, clavos y cáscara de nuez), para que el cuerpo pueda enfrentarse mejor a la descarga de los canales biliares. A menos que haya una necesidad muy urgente de limpiar el hígado, también sería aconsejable haber completado el programa de limpieza de los riñones (consulta «Limpieza de los riñones» en la página 41), porque algunas partículas finas podrían absorberse a través de las paredes del intestino e ingresar en el circuito renal y urinario, cargando más los riñones.

Personalmente, para alentar a una persona a comenzar un camino de limpieza de los órganos, para permitirle observar efectos rápidos gracias a un procedimiento fácil, a menudo recomiendo limpiar primero el sistema biliar «hígado-vesícula biliar», aconsejándoles que el día anterior hagan un mini tratamiento de *Resolutivo Regium* (50 ml de RR en 50 ml de agua tibia por la mañana, recién levantado, repetido por la tarde, un cuarto de hora antes de acostarse). Si has realizado la limpieza del hígado-vesícula biliar sin haber eliminado primero los parásitos y limpiado los riñones, te recomiendo que reprogrames el procedimiento y realices con calma las diversas limpiezas: metales pesados, parásitos, riñones, intestinos. Para obtener el máximo beneficio de la limpieza del hígado, debes realizarla después de completar todas las demás.

Finalmente, dado que este tratamiento vacía y limpia los conductos biliares, en las dos semanas que siguen, el hígado descargará cualquier otro cálculo que todavía esté presente, obstruyendo nuevamente la vesícula biliar. Por esta razón, se recomienda repetir la limpieza después de dos o tres semanas, siguiendo el mismo procedimiento.

Conozco el caso de una persona a la que una ecografía reveló una masa oscura en el hígado, que incluso apuntaba a la presencia de un tumor. ¡Después de limpiar el hígado, esta masa ya no era visible!

LIMPIEZA DEL HÍGADO

Ingredientes

- Sal amarga (sulfato de magnesio): 4 x 20 g
- Media taza de aceite de oliva (75 ml)
- 2 pomelos rosados frescos
- Ornitina: *Véase* recuadro pág. 54

Procedimiento

Es necesario disponer de 24 horas sin compromisos, que abarquen 2 días completos, es decir, desde las 14:00 horas del primer día hasta las 14:00 horas del segundo.

Este procedimiento permite que se forme bilis y ejerza presión sobre el hígado. Cuanto mayor es la presión, mayor es el número de cálculos expulsados.

El día antes de comenzar

Deja de tomar medicamentos, vitaminas o cualquier cosa que no haya sido recetada por los médicos como esencial. También detén cualquier ingesta de hierbas o tinturas, como las de los programas de limpieza de parásitos y riñones.

El primer día

El desayuno y el almuerzo deben ser ligeros y libres de grasas. Por lo tanto, los productos lácteos, azúcares o mermeladas se deben evitar, excepto la miel. Recomendamos, por la mañana, cereales como avena (cocida en agua) y miel y, al mediodía, arroz integral (recocido al menos una hora en una olla a presión, con cuatro volúmenes de agua por un volumen de arroz) con vegetales salteados. Puedes usar sal marina integral a voluntad.

Hora 14:00

Para esta hora debes haber acabado de comer y no comerás hasta las 14:00 del día siguiente. Esto significa no comer nada, ni siquiera una galleta pequeña, y beber nada más que agua pura. Si no respetas esta regla, puedes experimentar náuseas durante el tratamiento.

17:30

Te recomendamos hacerte un enema con un litro de agua a temperatura corporal al que habrás agregado 20 g de sal marina fina y una taza de infusión de manzanilla altamente concentrada. Muchos prefieren no hacerse el enema, pero en realidad sirve para mejorar los efectos de la cura.

18:00

Disuelve 20 g de sal amarga en 100 ml de agua. Bébela a pequeños sorbos. Si no puedes soportar el sabor amargo que queda en la boca, inmediatamente después de beber la solución puedes chupar una rodaja de limón, tomar una tableta de vitamina C o una cucharadita de miel.

Si el aceite de oliva o los pomelos están en el refrigerador, sácalos y mantenlos a temperatura ambiente.

20:00

Repite el procedimiento de la hora 18:00. Aunque no hayas, no experimentarás la sensación de hambre.

Procura estar en la cama a las 9:45 p.m.

21:45

Pon 75 ml de aceite de oliva en un recipiente de vidrio que luego pueda sellarse herméticamente. Exprime los pomelos, retira la pulpa y, a través de un colador, vierte el jugo (aproximadamente 100 ml) en el recipiente. Cierra el recipiente y agítalo bien hasta que se forme un líquido blanquecino homogéneo (sólo el jugo de pomelo consigue homogeneizarse con el aceite de oliva). Deja reposar la bebida, que tomarás a las 22:00.

Ve una última vez al baño para descargar todo lo que puedas. No importa si esto retrasa la «tarea» de las 22:00 un cuarto de hora.

22:00

Bébete a pequeños sorbos, mientras estás sentado, la mezcla de pomelo y aceite. Dentro de los cinco minutos posteriores debes acostarse en la cama.

Es muy importante: no esperes más. Sólo una persona muy vieja o muy enferma podría tener dificultades para acostarse en cinco minutos. Olvídate de ordenar el baño o la cocina y cualquier otro compromiso. Acuéstate. ¡Si no lo haces, podrías frustrar todo el tratamiento!

Debes acostarte boca arriba, con los brazos apoyados en alto (es decir, por encima de la cabeza) y permanecer en esta posición durante al menos veinte minutos. Los cálculos biliares comenzarán a migrar inmediatamente. No sentirás ningún dolor, porque los vasos biliares se han dilatado por la sal amarga que has bebido. ¡Duerme y no te preocupes!

A la mañana siguiente

Cuando quieras, pero no antes de la 6:00, repite el procedimiento de las horas 18:00 y 20:00.

Dos horas después

Repite el mismo procedimiento de la mañana.

Otras dos horas después

Puedes beber un zumo de fruta (frutas europeas de temporada sin azúcar añadido) y media hora después comer una pieza de fruta (también europea y de temporada).

A las 14:00

Puedes tomar una comida normal pero ligera, mejor basada en un sólo alimento (es decir, un solo plato y sin postre).)

¿Qué puede pasar durante el tratamiento?

Justo antes de acostarte, alrededor de las 21:00, verás y sentirás el abdomen muy hinchado (también producirá gorgoteos). No te preocupes: es normal que esto suceda. Beber la mezcla de pomelo y aceite es mucho más fácil de lo que puedas imaginar. El sabor es casi agradable y no parece demasiado aceitoso. Deberías quedarte dormido tranquilamente.

Algunos duermen plácidamente hasta el día siguiente. Quizá, durante la noche, te despiertes con una ligera sensación de regurgitación de la mezcla, con náuseas, con el vientre en movimiento. Levántate y ve al baño. Si puedes, eructa un poco. Es casi seguro que tengas tendencia a la diarrea.

Si lo deseas, después de defecar, por la noche o por la mañana, no tires el papel en la taza del inodoro (tíralo a la basura) y mira el agua. Con un recipiente (de vidrio o una cacerola), vierte lentamente agua en la taza para lavar los residuos que flotan. Poco a poco el agua de la taza del váter se aclarará, pero permanecerán flotando todos los cálculos biliares: la mayoría son verdes, algunos de color más claro o más oscuro (negro, rojo, blanco, verde o marrón). Los verdes están cubiertos de bilis. La mayoría de ellos contienen cristales de colesterol.

Si continúas aclarando el agua, vertiendo agua nueva, podrás observar mejor estos cálculos: flotan y generalmente parecen perlas; también puedes cogerlos con un recipiente, lavarlos suavemente en el lavabo del baño y secarlos en papel higiénico o en toallitas de papel.

Obsérvalos: te sorprenderás al ver que algunos tienen la forma de una incrustación dentro de un tubo. Al examinar aquellos en forma de perla a simple vista o bajo un microscopio, se observa que su núcleo es un organismo oscuro muerto, que podría estar constituido por un grano de calcio o por bacterias o parásitos muertos.

El 80 % de los cálculos biliares están compuestos de colesterol en más de dos tercios. Se llaman «cálculos de colesterol» y son principalmente de color claro (verde, amarillo, blanco). Pueden alcanzar el impresionante tamaño de una cereza pequeña, y son muy blandos; secados se endurecerán y su tamaño disminuirá mucho.

Los otros cálculos se llaman «cálculos pigmentados», y son más pequeños, más oscuros (negros, rojos, marrones) y menos blandos, y dos tercios de su composición es fosfato o carbonato de calcio. Cuando se secan, su tamaño también disminuye considerablemente.

Si te resulta desagradable observar este «producto», recuerda que hace algunas generaciones, para comprender el estado de salud, los pacientes o los médicos observaban meticulosamente las heces…

Experimentarás una gran satisfacción al ver el regalo que le has hecho a tu hígado, liberándolo de toda esa obstrucción. ¡Tus esfuerzos han tenido éxito!

Después de la primera descarga, y de la eventual observación de los cálculos, regresa directamente a la cama. Si es necesario, cuando lo desees, vuelve al baño.

Quédate en la cama al menos hasta las 6:00 (mejor si te quedas acostado hasta media mañana).

Te recomiendo que comas algo ligero tanto en el almuerzo como en la cena en el segundo día (sin grasa), porque de lo contrario someterás a un *shock* al hígado que acaba de limpiarse.

Para el primer día, una dieta macrobiótica o en cualquier caso muy saludable y ligera es ideal. No sufras estrés físico o deportivo, realiza actividades tranquilas (como caminar). Hasta la tarde y quizá también durante la noche siguiente, la tendencia a la diarrea continuará. Éstas son las últimas explosiones de la vesícula biliar. Acuéstate temprano por la noche y espera dormir mucho. Te sorprenderá la calidad de tu sueño.

Quizá no estés acostumbrado a observar tu cuerpo y no sepas descubrir inmediatamente los cambios; sin embargo, habrá:

- Una mejor asimilación de la comida
- Un posible alivio en la parte subcostal cercana al hígado
- Una disminución de la rigidez en la parte superior de la espalda
- Una piel mejor, menos amarilla y más suave.

Te recomiendo que observes cuidadosamente tu lengua antes, durante y después del tratamiento; puedes notar la aparición de irritación en los costados (área refleja del hígado). Esto te mostrará cuánto puede usarse la lengua como herramienta de evaluación de la salud corporal, y la comparación antes/después debería convencerte de que algo bueno ha sucedido.

¿Hay algún efecto secundario?

No. La experiencia de Hulda Regehr Clark se basa en más de quinientos casos (los míos en treinta). Nadie tuvo problemas para consultar a un médico. Nadie sufrió dolor debido a la migración de los cálculos. Aproximadamente la mitad de las personas se quejó de la amargura de la sal amarga. Sólo unos pocos sintieron náuseas durante un día o dos; sin embargo, todas estas personas se encontraban entre quienes no habían seguido previamente el programa de limpieza de parásitos. Por esta razón, recomendamos completar el tratamiento antiparasitario antes de comenzar el procedimiento.

¿Qué pasa si la vesícula ha sido extirpada quirúrgicamente?

Un asistente de la doctora Clark me dijo personalmente que el tratamiento es igualmente válido, no causa problemas. En efecto, se eliminan el colesterol y las incrustaciones de los conductos biliares.

Dos médicos que realizan autopsias me informaron por separado que en el caso de que la vesícula se extirpara quirúrgicamente en pacientes jóvenes, el cuerpo mostraba una tendencia a crear una hinchazón en el conducto biliar que asume parcialmente la apariencia y la función de la vesícula biliar.

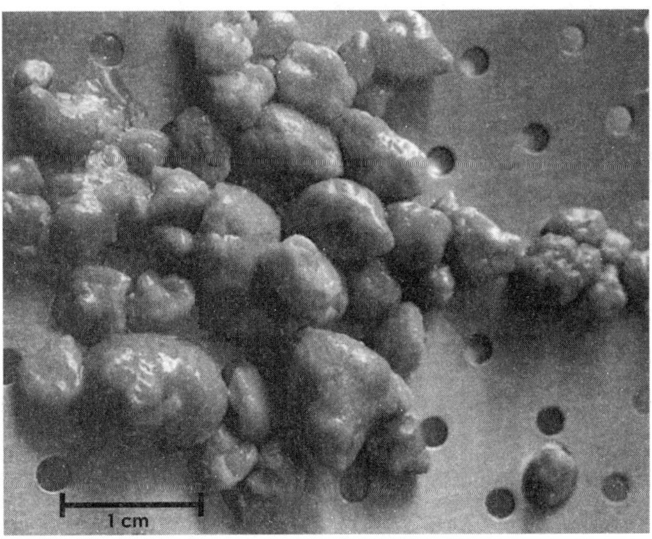

Esta limpieza fue realizada por algunas personas sin vesícula biliar que, aun así, se beneficiaron de ella. La única diferencia es que los efectos pueden ser menos evidentes.

Posibles contraindicaciones

Dos personas que se habían sometido a la extirpación del bazo me informaron que casi se habían desmayado. Por lo tanto, estas personas deberían comenzar tratando de reducir todas las dosis a una cuarta parte: por ejemplo, 5 g de sal amarga (en lugar de 20), 20 g de aceite (en lugar de 75), etc.

También deberían usar ornitina.

Otra contraindicación es (obviamente) un estado de intestino que no funciona y con una situación de diarrea o disentería constantes.

Notas importantes:

La experiencia muestra que si estás al principio de un estado febril o de debilidad, deberás posponer el tratamiento del hígado. De lo contrario, podrías sufrir dificultades digestivas y vómitos después de tomar la bebida con sal amarga.

Si tienes el sueño ligero o si ya eres propenso a las náuseas, Hulda Clark recomienda tomar Ornithine antes de irse a dormir. Esta ornitina no se encuentra fácilmente en Italia y, por lo tanto, casi ninguno de los que informan de su experiencia la ha usado. Sin embargo, durante algunos años las teorías de Clark se han extendido y al final del libro puedes encontrar direcciones útiles de puntos de venta donde puedes obtener suministros. Ahora también está disponible en farmacias (producto L-ornitina, compañía Long-Life). La dosis es de 3 tabletas para tomar a las 21:00 con un poco de agua.

La percepción de la amargura de la sal se puede mitigar bebiendo la solución rápidamente y sin respirar. Algunas personas tienen una tendencia «masoquista» a tomar sal amarga para observar, sorbo tras sorbo, cuán amargo es y luego se quejan de ello...)

EXPERIENCIAS

A continuación, se presentan algunos informes de experiencias de limpieza del hígado y de la vesícula biliar.

1. La experiencia de Erica, 33 años, paciente con cáncer de colon

La cura del hígado se realizó como está previsto, después de la limpieza de parásitos y de un ciclo de enemas.

Los cálculos biliares aparecieron tarde, es decir, sólo comenzaron a las 11:00 del segundo día y continuaron apareciendo nuevamente durante el tercer día.

Erica perdió el apetito y la cura tuvo lugar junto con su menstruación, generando un estado de fatiga física que la hizo ayunar durante casi todo el segundo día.

Los cálculos eran prácticamente todos de color verde guisante. El primero tenía un tamaño aproximadamente de dos a tres milímetros, muchos eran redondos, algunos más pequeños. Estos últimos también eran verdes, pero con un tinte ligeramente más amarillo y algunos eran increíblemente grandes, hasta casi del tamaño de una cereza (un centímetro y medio). Desde el tercer día, la cara (que tenía un fuerte tono amarillo-marrón) recuperó un poco de color rosado. Nunca hubo la más mínima sensación de dolor en la migración y expulsión de los cálculos.

Erica también informó que desde el segundo día sintió una especie de calor, una «energización» en la espalda. También informó que su menstruación, generalmente bastante dolorosa, se volvió mucho menos molesta de lo habitual. Hay que decir que, junto con esta cura, Erica había estado siguiendo una dieta basada en granos integrales (arroz integral, copos de avena, etc.) durante tres días.

Erica se quejó mucho del sabor amargo de la solución de sal amarga y después de tomarla siempre ingirió una cucharada de miel.

Entusiasta de la cura, Erica le mostró los cálculos a su médico, quien simplemente las calificó como «heces». Por lo tanto, decidie-

ron someterla a un análisis bioquímico de las heces (y sin hacer la pregunta al laboratorio: «¿Podrían ser cálculos biliares?»), con el siguiente resultado: para todos los elementos, el resultado fue «ausente»; el pH fue 5. Si fueran realmente heces, serían unas heces muy extrañas...

Seis años y medio después, Erica informa que se ha curado de su tumor, y que también dio a luz (cuatro años después) a una hermosa niña y (seis después) a un hermoso bebé. Este resultado se debe al inmenso trabajo que Erica hizo en sí misma a todos los niveles (físico y emocional).

2. La experiencia de Livia, dietista, 38 años, sin problemas de salud

Realizó el tratamiento antiparasitario y la limpieza de los riñones. Durante unos quince años, Livia ha estado cuidando su dieta, ha eliminado la carne, la mantequilla y todas las formas de azúcar.

Al tomar la sal amarga, para atenuar el sabor, agregó algunas gotas de limón (que también pueden haber disminuido la acción del sulfato de magnesio). Sin embargo, la expulsión de los cálculos biliares fue muy limitada: todos eran pequeños (como máximo dos milímetros) y muchos tenían la forma característica de incrustación en un tubo. En la segunda limpieza, quince días después, aparecieron bolas verdes (como pequeños guisantes) que corresponden a la descarga del hígado de depósitos recientes de colesterol que probablemente se habrían eliminado de manera natural.

3. La experiencia de Anna, una doctora de 42 años con cáncer de mama

Realizó la cura antiparasitaria. Durante casi cuatro años, Anna ha estado conviviendo con su tumor y durante ese período se ha sometido a una gran cantidad de dietas purificadoras, así como a terapias alternativas. Anna ha realizado el tratamiento escrupulosamente y dice que no ha expulsado ningún cálculo biliar. Esto demostraría lo bien que ya se había purificado por otros medios.

4. La experiencia de Chiara, 19 años

Realizó el tratamiento sin hacer antes el tratamiento antiparasitario ni la limpieza de los riñones. Ni siquiera hizo el enema preliminar. En la tarde del primer día salió a una clase de baile, y se quejó de hinchazón en el vientre. Luego pasó una noche tranquila y sólo evacuó después de las 11:00 de la mañana. Este retraso se puede atribuir al hecho de que no había vaciado previamente el intestino con el enema y al hecho de que se fue a dormir a medianoche. El segundo día, la amargura de la sal le pareció casi insoportable. A Chiara se le caía el cabello en grandes cantidades. Inmediatamente después del tratamiento, se sintió más ligera, y ya después de una semana, la pérdida de cabello disminuyó significativamente, hasta que se convirtió en un fenómeno de entidad normal.

5. La experiencia de Mario, 77 años

Durante su convalecencia por trombosis y crisis epilépticas, Mario tuvo dificultades motoras y digestivas. No quería hacerse el enema. Realizó el tratamiento sin saber de qué se trataba y no le dijeron qué bebida debía beber antes de acostarse. Todo salió bien. Su primera descarga ocurrió por la mañana, después de una noche de sueño transcurrida normalmente. En esta evacuación había presente un granizo blanco, denso y muy fino. Luego tuvo tendencia a la diarrea durante tres días seguidos, hasta que el intestino se asentó. La recuperación motora fue notable (quizá debido a otros tratamientos de gimnasia y reflexología podal realizados en esos días). Mario también había quejado de un problema de hemorroides que ha desaparecido.

6. Experiencia de Rosaria, 50 años

Rosaria se quejaba de dolor severo en la parte superior de la espalda, dificultad para dormir, dolor ocasional en el estómago e irregularidades intestinales. Después de tomar las dos primeras dosis de sal amarga, tuvo diarrea severa. Así redujimos las dosis adicionales a la mitad. El resto del tratamiento tuvo lugar con total normalidad.

Rosaria no se molestó en observar la posible producción de cálculos biliares. Desde el día posterior al final del tratamiento, el dolor de espalda desapareció, el sueño se volvió más profundo y el intestino se regularizó. No hubo mejoría del estómago, donde el problema probablemente esté relacionado con el estrés.

7. Otras experiencias

Una mujer de 40 años, que deseaba mejorar su bienestar físico, realizó un tratamiento antiparasitario y luego una limpieza del hígado. Sufría de un fuerte dolor de espalda que no había podido eliminar durante más de tres años. Inmediatamente después de limpiar el hígado, se sorprendió por la desaparición total de ese dolor y le quedó una increíble sensación de ligereza (se especifica que esta persona encontró y usó ornitina).

Gianni, de 42 años, diagnosticada de cáncer de hígado y pulmón, realizó una limpieza hepática y expulsó una gran cantidad de «guisantes verdes». Inmediatamente se sintió más ligera y programó otra limpieza después de dos semanas. Continúa viviendo con la enfermedad, llevando una vida normal, integrando terapias de medicina oficial (quimio) con intervenciones de limpieza y de descarga (antiparasitarias) y con hidrocolonoterapia.

Marzia, de 39 años, recibió el diagnóstico de cálculos biliares y debía ser operada para resección de la vesícula biliar. Después de tomar Resolutivo Regium, limpió el hígado y eliminó los cálculos de varios tamaños, incluido uno esférico de 2,5 cm (véase foto). Los dolores y las molestias desaparecieron, la operación fue cancelada.

En el momento de la publicación, recibí el siguiente mensaje de un hombre de 38 años que mostraba signos claros de obstrucción hepática en la cara y las uñas de los dedos gordos de los pies y que se quejaba de una sensación de pesadez y que ahora informa: «Hice la limpieza del hígado, siguiendo todas las instrucciones. El momento más doloroso fue las dos horas posteriores al enema, caracterizado por calambres severos. La noche la pasó bien y a la

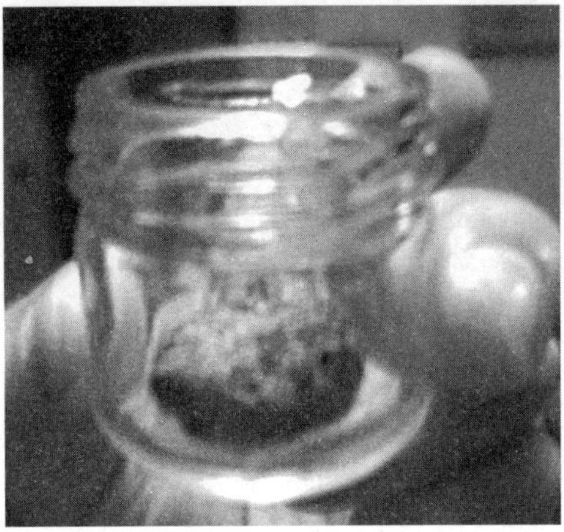

Un cálculo de 2,5 cm (¡una operación evitada!)

mañana siguiente, en las primeras cuatro descargas, salieron unos cien puntos verdes, algunos de los cuales eran algo más pequeños que un hueso de cereza. Los llevé a analizar y la respuesta fue que estaban compuestos principalmente de calcio y colesterol. Los días inmediatamente posteriores al tratamiento sentí una sensación general de alivio.

«Gracias por la disponibilidad que ha mostrado y le saludo cordialmente».

¿Y si no ha funcionado?

Entre todas las personas que hicieron el experimento de limpieza del hígado y de la vesícula biliar, hubo muy pocos casos (5 %) en los que «no pasó nada, no se vio nada».

Las personas a las que les ocurrió eran prácticamente todas vegetarianas (a menudo veganas), y previamente realizaron otras prácticas de limpieza de órganos. Por lo tanto, en el momento en que se limpiaron el hígado, ya no tenían residuos que expulsar. O eran personas que tenían la costumbre de tomar una cucharada de aceite (de oliva o de girasol) por la mañana (o por la noche), que tiene un efecto purificador.

Así que, si te sucede a ti, debes estar contento de tener la vesícula biliar y el hígado tan limpios.

Si esto le sucede a una persona con un hígado obstruido, la única explicación que puedo encontrar es que no ha seguido las instrucciones indicadas, especialmente en lo que respecta a la emulsión de aceite y pomelo.

Aquí hay algunas explicaciones posibles: la cantidad de aceite fue significativamente menor que la indicada, el aceite utilizado fue un aceite alterado (no virgen, ácido), el pomelo era en realidad una naranja.

Si te sucede eso y no puedes encontrar la explicación, avísame por correo electrónico.

Combinación con la limpieza intestinal

Para las personas que no son demasiado débiles física o experiencialmente, puede ser apropiado programar una hidrocolonoterapia la tarde del día en que terminan de limpiarse el hígado y la vesícula biliar. Hacerlo vaciará completamente el colon de cualquier residuo y la limpieza del colon también será más efectiva. En este caso, aún tendrá que ayunar para el almuerzo (entre la limpieza del hígado y la limpieza intestinal), pero podrá tomar agua, sal, miel o zumos de frutas para el almuerzo e inmediatamente después de la hidrocolonoterapia. Si se sienten bajos de energía, deben aumentar la dosis de miel y sal. Para la cena, un yogurt bajo en grasa y arroz sazonado con un poco de aceite y sal.

La combinación con la limpieza intestinal puede realizarse muy fácilmente utilizando el «método del yoga» (descrito más adelante en el capítulo dedicado a la limpieza intestinal) de la siguiente manera: al final del procedimiento de limpieza de la vesícula biliar, hay que reemplazar la última ingesta de sal amarga por agua salada, luego se debe proceder como se indica en el «método del yoga».

En caso de hepatitis

Me gustaría señalar la eficacia del tratamiento Pradilla-Lombardi con Hepavital y Hepason. Recomiendan tisana Ciral en caso de cirrosis. Para encontrar estos productos, consulta la «Direcciones útiles» al final del libro.

Limpieza del intestino

Consideraciones preliminares

Si desenrolláramos el intestino sobre una superficie plana, obtendríamos una extensión de 250 m^2, el equivalente a la superficie de una cancha de tenis (mientras que la del sistema respiratorio es de 25 m^2 y la de la piel es de 2,5 m^2).

Esto significa que podemos vivir con un intestino parcialmente obstruido..., pero, obviamente, jugamos mucho mejor en un campo limpio en el que las pelotas rebotan bien... ¡y requiere menos esfuerzo!

De hecho, hablaremos sobre la limpieza del colon y no sobre la limpieza del intestino delgado. Sin embargo, es fácil de entender que, si hay un atasco de tráfico casi total en las cabinas del peaje, toda la autopista se atascará pronto, luego las salidas y demás... Para disminuir el problema, puedes usar el carril de emergencia, reducir el acceso a la autopista, se pueden tomar algunas medidas, pero la única realmente efectiva es despejar las cabinas del peaje.

Lo mismo ocurre con el intestino. Si el alimento permanece demasiado tiempo en el colon, la válvula ileocecal ubicada en el extremo del intestino delgado no permitirá que los alimentos escapen y, por lo tanto, el intestino delgado se obstruirá y aumentará la cantidad de toxinas presentes en el colon.

Todas las terapias alternativas para enfermedades graves prevén la limpieza del colon como un requisito primario y esencial. Es obvio: cuanto menos tiempo permanezca la comida en el colon, menos toxinas tendrá que absorber o neutralizar el cuerpo; se eliminarán los problemas de estreñimiento o diarrea y se reducirá la fatiga relativa del cuerpo.

Un intestino que funciona bien permite una defecación regular y sin esfuerzo, sin alternar diarrea y estreñimiento, con un buen excremento pulposo y sin un hedor excesivo.

Además, al presionar el abdomen, debe estar blando en todas partes, no se deben sentir áreas endurecidas ni órganos internos contraídos y, sobre todo, no se debe sentir dolor.

Cuando veo personas de mediana edad con barrigas prominentes, jadeando y con un aliento fétido, no puedo entender cómo nadie (ellos mismos, sus médicos o parientes) tiene la idea de insistir y aconsejarles que practiquen la limpieza intestinal con métodos modernos o volviendo a los efectivos enemas de nuestras bisabuelas. *Véase* también «Limpieza del aliento» más adelante.

Si sientes que tienes problemas estomacales, debes tomar medidas:

- Con productos naturales, que limpian y regeneran la flora bacteriana intestinal
- Con ciclos de enemas
- Con hidrocolonoterapia
- Leyendo con atención mi libro *Mima tu barriga (véase* la Bibliografía), que contiene una gran cantidad de información útil.

Hidrocolonoterapia

La intervención de hidrocolonoterapia no es en absoluto dolorosa ni traumática; incluso puede generar una agradable sensación de ligereza. Si no encuentras quién la practique, puedes ponerte en contacto con la Asociación Nacional de Hidrocolonoterapia de Bolonia (consulta el final del libro), que te proporcionará el nombre de un terapeuta cerca de tu lugar de residencia.

Al aplicar la técnica del «colema» *(véase Intestino libero,* en la bibliografía, y *véase también* la página 94), se obtiene una variante casera y económica de la hidrocolonoterapia. El principio es el siguiente: se realiza un enema de «caída de agua» con una gran cantidad de agua (doce litros). De esta manera, el intestino grueso se limpia por completo. Para detalles del procedimiento, consulta el libro de Jensen *(véase* la bibliografía).

Aunque algunos terapeutas prefieren realizar la limpieza intestinal con un método menos invasivo, con productos naturales o herbales, hay cada vez más médicos o terapeutas que practican la hidrocolonoterapia (también llamada «lavado de colon» o «hidroterapia de colon» o «irrigación de colon»).

Reconocerás a los buenos terapeutas por el hecho de que te recomendarán una dieta líquida durante dos o tres días antes de proceder con la intervención y también reintegradores de la flora bacteriana (Microflorana, Nutriflora o similares) durante y después de la intervención. Aunque el lavado elimina sólo la flora bacteriana patógena, una contribución de la flora bacteriana saludable puede ser útil para el organismo al final del tratamiento, ya que acelera la recuperación del espacio por la flora bacteriana saludable. Además, siempre es necesario dejar pasar de dos a tres semanas entre dos lavados consecutivos (excepto en casos especiales y urgentes). Otra característica del buen terapeuta es que durante el lavado evitará pilotar excesivamente las fases de carga/descarga de agua en el colon y podrá manejar la máquina para que sea tu colon el que sienta el estímulo de la descarga y provoque la expulsión del agua, como sucede en la práctica del colema... El terapeuta experto también sabrá cómo ayudarte a descargar bien gracias a una respiración abdominal y algo de presión que ejercerá sobre tu abdomen.

El terapeuta (o el médico) permanecerá contigo durante el tratamiento, observando y comentando el ritmo de las descargas y los productos descargados, para ayudarte a aumentar el nivel de conciencia de lo que está sucediendo en tu organismo. Recuerda que no es posible limpiar el colon de una sola vez.

Se necesitan dos o tres sesiones espaciadas por dos o tres semanas. Recuerda también que, si ayunas o al menos sigues una dieta de sólo líquidos en los dos días previos a la «intervención», la limpieza será mucho más efectiva. La hidrocolonoterapia es ciertamente más eficiente y más eficaz que el enema *(véase* la página 92).

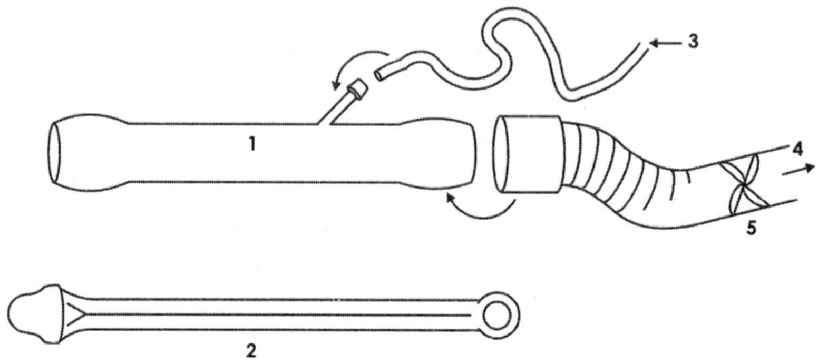

1. Sonda
2. Elemento para facilitar la introducción de la sonda
3. Entrada de agua limpia a temperatura corporal
4. Salida de agua y heces al tubo luminoso o desagüe.
5. Válvula de control del flujo de salida.

Descripción del método

La técnica consiste en un enema realizado con la ayuda de una máquina y que dura de treinta a cuarenta y cinco minutos.

Se inserta un tubo (una sonda) en el ano a través del cual se eliminarán las heces o los residuos que quedan en el colon. Este tubo tiene una rama lateral que consiste en un tubo a través del cual se introducirá agua en el colon.

El paciente, colocado en una mesa de masaje, se pone de lado y el terapeuta introduce la sonda en el ano (operación indolora y no traumática). Después de esto, puede acostarse cómodamente sobre su espalda, cubierto por una sábana, manteniendo las piernas dobladas (con los pies descansando en la cama y las rodillas levantadas).

La máquina permite enviar agua desde el tubo, variando su presión o temperatura, a juicio del terapeuta. Estas variaciones son muy leves y apenas perceptibles, por lo tanto, absolutamente no invasivas.

El lavado total del colon ocurre no porque la sonda o el tubo penetren más en el colon (el tubo no es más largo que una sonda de enema normal), sino porque el colon alterna entre las fases de llenado y vaciado. De hecho, cuando el agua ha llenado el colon, aparece la sensación de tener que ir al baño y el colon se contrae expulsando agua y residuos recientes o antiguos. Si el colon es «perezoso», el terapeuta intervendrá en los grifos de cierre y apertura para controlar la descarga.

Al regresar, el agua, junto con las heces o parásitos, sale de la sonda y se dirige hacia un tubo de vidrio horizontal colocado frente a una pantalla luminosa para permitir al terapeuta, y a veces también al paciente, ver qué sale. Si el terapeuta es un experto y hace su trabajo con pasión, te ayudará a comprender algunos aspectos del funcionamiento y el estado de tu colon.

Ésta es una operación absolutamente indolora, el único dolor posible es causado por la presión manual que el terapeuta realiza en el abdomen para ayudar a que los residuos se desprendan de las paredes del colon. La sesión dura cuarenta minutos.

Una desventaja de la hidrocolonoterapia en comparación con el método de enemas o enteroclismas descrito en las páginas siguientes es que, en casi todos los casos, las máquinas están diseñadas para introducir sólo agua. Es una verdadera lástima, porque conocemos los beneficios obtenidos por la introducción de sal o agua con cafeína u oxigenada que son muy efectivos para la eliminación de parásitos o depósitos incrustados. Sin embargo, hay algunos centros de talasoterapia que usan agua salada y otros que tienen un sistema para agregar oxígeno u otros productos.

Aquí hay tres experiencias de hidrocolonoterapia. Cabe señalar que las dos primeras experiencias son en algunos aspectos «excepcionales», porque la mayoría de los terapeutas no hacen todo ese esfuerzo para observar los hallazgos que se eliminan con el agua y generalmente no involucran al paciente en esta observación. De hecho, a menudo colocan a los pacientes de manera que no vean nada de lo que sale de sus intestinos… ¡Lástima!

EXPERIENCIAS

Mi experiencia

Había leído y escuchado sobre la hidrocolonoterapia (o hidroterapia del colon). Por casualidad encontré personas con vientres muy duros y sobre todo personas (como yo) con puntos duros en sus vientres. Aquellos que habían pasado por esta experiencia siempre me hablaron de una sensación celestial... que yo quería probar.

En primer lugar, hubo una reunión en la que el terapeuta verificó la situación general a través de la ropa. Después de tocarme el estómago para verificar la situación del colon o la presencia de patologías, me dijo que en el intestino delgado había «bloqueos» que no me permitían asimilar bien la comida. Por lo tanto, ejerció una fuerte presión sobre mi intestino delgado.

Finalmente, me dio cita para la semana siguiente, aconsejándome que siguiera una dieta líquida en los dos días anteriores a la sesión de hidroterapia del colon.

Para aprovechar al máximo esta intervención, me preparé con un ayuno total de tres días (tomando sólo medio litro por día de jugo de verduras filtrado en forma de «jarabe de Breuss» (véase página 46). El día anterior me hice un enema de medio litro con agua y sal que repetí cuatro horas antes de la sesión, lo que me permitió llegar totalmente vacío y no perder el tiempo limpiando el colon de mis heces.

El día del primer tratamiento, el terapeuta fue muy delicado al introducir la sonda y, después de haber controlado la descarga del colon durante unos diez minutos, dejó que mi intestino dictara los ritmos del tratamiento.

El colon tiene fases naturales de aceptación (recibe agua) y expulsión (expulsa agua y los residuos). Por lo general, no existe una fuerte necesidad de defecar, pero en el caso de que los «grumos» se desprendan de las paredes, este impulso se siente y el colon se contrae fuertemente.

En mi caso, en la primera sesión se separaron tres grumos que el terapeuta identificó como fibromas y me sorprendió ver pará-

sitos en el tubo de vidrio iluminado con forma de «fantasma», con una especie de ganchos para aferrarse a la pared, de entre cinco y diez milímetros de tamaño y otros parásitos más ligeros, muy pequeños y con forma de dragón (de aproximadamente un centímetro de longitud). Junto a estos había muchos granos que el terapeuta identificó como huevos. Cuando estos «grumos de fantasmas» salieron, el agua estaba teñida de rojo. El terapeuta dijo que este desprendimiento normalmente produce algo de sangre, pero en mi caso el color rojo se debió al jarabe de Breuss que había tomado durante el ayuno y que contenía mucha remolacha roja. Por lo tanto, el agua expulsada variaba su color: de transparente y «limpio» a rojo, marrón o amarillo. Cuando se puso muy gris, el terapeuta me dijo que se trataba de la eliminación de la cándida (en mis estudios de naturopatía descubrí que casi todos tenemos o hemos tenido problemas de cándida), mientras que el color amarillo se atribuía a la eliminación del colesterol y, de hecho, incluso se vieron pasar pequeños grumos de colesterol. Me explicó que había mucha grasa que mi cuerpo no podía asimilar.

También vi pasar una cosa más oscura y más redonda, que el terapeuta identificó como un parásito que por lo general «invade» a los niños a los diez años de edad aproximadamente y que luego se queda en el vientre ¡durante cuarenta años!

Después de cuarenta minutos, la sesión debería haber terminado, pero me sorprendió mucho cómo había pasado el tiempo y, dado el muy buen progreso y el hecho de que habíamos «remontado» el colon descendiente y el transversal, extendimos la sesión otra media hora. Durante este tiempo extra, el terapeuta ejerció una fuerte presión sobre algunas partes de mi abdomen, provocando el drenaje de cuatro grumos oscuros, que llamó «incrustaciones» o «colonias de parásitos».

Al final del tratamiento, no sentí nada celestial, sentí un poco de presión y dolor de barriga. Todo el vientre estaba blando, excepto por un área dura en la zona cerca del ombligo. El colon descen-

diente estaba totalmente limpio. Terminé a las 20:15 y llegué a casa a las 21:00.

Allí, hubiera sido mejor que continuara con el ayuno y me durmiera de inmediato.

En cambio, sucumbí a la tentación de una cena preparada y no tan ligera (un plato de patatas crudas con anchoas y alcaparras y un caldo de miso con alforfón).

No dormí muy bien, tuve que levantarme para drenar más agua y sentí la cena en el estómago.

Al día siguiente, sin embargo, me sentí muy ligero y en armonía. Nadé en la piscina de espaldas y me sorprendió lo armoniosamente que estaba nadando. Tuve la misma sensación cuando caminaba.

Mientras me duchaba, me sorprendió ver el movimiento de ola que podía hacer con el vientre. Así que recordé las palabras del terapeuta, quien me había dicho que muchos modelos, incluida Claudia Schiffer, practican la hidrocolonoterapia una vez por semana. Desde el momento en que terminé el tratamiento, sentí más calor. Me sorprendió que tardara tres días en comenzar a ir al baño nuevamente. Es una gran sorpresa comenzar a comer de nuevo y hacerlo durante tres días, sin tener que ir al baño…

Mi primera reflexión es que aquellos que hacen este tratamiento en una sesión y sin haberse preparado previamente con enemas o dietas particulares tal vez experimenten una sensación celestial de ligereza y vacío, pero ciertamente hacen el trabajo a medias…

Un mes después me sometí a la segunda sesión.

Me preparé nuevamente con un ayuno de tres días.

El primer día tomé jarabe de Breuss, el segundo y el tercero tomé un litro de «bebida» (véase la página 35) y comí malta de arroz. Volví a hacerme el enema y llegué con más fuerza que la vez anterior, que había hecho un ayuno sin ingerir elementos energéticos (miel y malta), sólo vegetales.

La sesión tuvo lugar más suavemente. Después de unos veinte minutos, el depósito rígido del transversal se desprendió y sentí una ligera punzada en esa área. En una de las descargas había una es-

pecie de nube gris y el terapeuta me dijo que era una descarga de metales pesados.

Luego, continuó el tratamiento variando ligeramente la temperatura y la presión del agua.

Cuando pensamos que todo había terminado y ya estaba limpio y el terapeuta estaba a punto de apagar la máquina, se produjo una doble descarga de parásitos que se habían acurrucado quién sabe dónde... En esa descarga vi una especie de pequeño tapir con trompa y el terapeuta (que tiene un folleto que describe los parásitos intestinales) me explicó que era una hembra con su órgano productor de óvulos.

En estas descargas vimos parásitos que tenían forma de trozos de regaliz masticados, con fibras a ambos lados, reconocidos por el terapeuta como parásitos con patas. Por lo tanto, ampliamos la sesión y, dado que quería hacer las cosas completamente y poder hacer una sesión sin descargar otros parásitos, establecimos una tercera para el mes siguiente. Después de la sesión, comí algunas uvas y una merienda orgánica. Por la noche comí arroz integral de mijo, y bebí caldo de miso. Dormí muy bien. Como la otra vez, tardé tres días en comenzar a defecar nuevamente. En los días siguientes, observé con placer la suavidad de todo el vientre y la fluctuación de sus movimientos cuando movía los músculos. También me pareció que algunos movimientos de rotación de la columna eran más amplios y fáciles.

Otra observación, relacionada con las siguientes semanas, es que cuando movía la barriga con los músculos, ya no emitía el ruido que hacía antes. Además, iba al baño con mucha más facilidad y, a menudo, descargaba espontáneamente más de una vez al día, sintiéndome constantemente con un vientre muy ligero. La sensación era que podía descargar el intestino tan fácilmente como descargaba la vejiga.

Pensé que después de la tercera vez, trataría de explotar (y disfrutar) la sensación de vacío y limpieza total que se siente después del tratamiento por más tiempo. El deseo de comenzar a comer de nuevo es mental; también tenía curiosidad por ver cómo dormía con el colon totalmente vacío, limpio y en reposo.

Mientras tanto, también había leído los trabajos sobre el método Kousmine (véase la bibliografía) en el que se recomienda, después de la limpieza del colon, hacer un enema de aceite de girasol prensado en frío, por su rico suministro de vitamina F.

Llegó el momento de la tercera sesión. Me preparé con un día y medio de ayuno.

La última comida fue al mediodía del domingo, luego me hice un enema el lunes por la noche y la sesión el martes por la mañana. El colon estaba perfectamente limpio y sin partes duras, vimos una especie de sepia de un centímetro y medio y el terapeuta comentó: «¿Y dónde se había quedado esto?».

Después de aproximadamente quince minutos, en los cuales el agua estaba perfectamente limpia, el terapeuta aplicó algo de presión en el área de la válvula ileocecal, variando la temperatura del agua y me dijo que había «entrado» en el intestino delgado. Tenía algunos puntos duros en el intestino delgado y uno por uno fueron desbloqueados.

En un momento dado, entró en el tubo luminoso una especia de serpiente larga, similar a un tallo de soja, doblado varias veces sobre sí mismo, y fue identificado por el terapeuta como colesterol «en vivo», quien agregó que después de unos minutos que deberíamos encontrar a su esposa e hijo, más pequeño... y así fue: poco después también los vimos en el tubo iluminado.

La sesión continuó con una ligera presión del terapeuta sobre mi abdomen, luego me guió para hacerme realizar respiraciones ventrales y movimientos voluntarios de los músculos del abdomen.

A partir de cierto punto, se vio que aparecía una arena negra muy fina que corría casi constantemente por el fondo del tubo iluminado, y que fue identificada como «minerales en exceso y no asimilados», por lo que me aconsejó que tal vez comiera menos grano entero y que incluyera pescado blanco en mi dieta vegetariana.

Para convencerme, el terapeuta me dijo que Osawa (el padre de la dieta macrobiótica) había muerto de indigestión en el banquete de bodas de un pariente, y no por comida envenenada, como generalmente se dice. Al final sólo salió agua clara y la sesión terminó.

Inmediatamente fui al baño, drené el agua y... ¡heces malolientes! Estaba bastante molesto porque, aunque después de las otras sesiones no había sentido ninguna necesidad o deseo de descargar, esta vez me quedé con esta necesidad... también lamenté tener heces dentro del intestino.

Sin embargo, pensé que esta descarga provenía directamente del intestino delgado, ya que el colon estaba bien limpio. No obstante, seguí con la duda de que una vez más debería haber precedido la sesión con tres días de ayuno o al menos con una dieta rigurosamente líquida, lo que nos habría permitido trabajar mejor en el intestino delgado y también podríamos haber eliminado un punto que había permanecido duro, localizado cerca del estómago.

De vuelta a casa, descargué más heces y me hice un enema de aceite de girasol que, sin embargo, expulsé en gran medida unas tres horas más tarde. Este enema es una complicación de la que se puede prescindir...

Sin embargo, todavía tengo que informar que cuando salí de la sesión, me encontré en un estado de éxtasis (no había sucedido las otras dos veces), cantaba y estaba feliz sin ninguna razón y condujo sin darme cuenta de que estaba en estado de felicidad, y me encontré veinticinco kilómetros más allá y sin entender cómo había llegado hasta allí.

En cambio, al final de la tarde comencé a sentir dolores leves en el vientre, no comí nada para cenar y esa noche no dormí muy bien.

Al día siguiente mi equilibrio estaba completamente restaurado.

Durante varias semanas y meses encontré una mayor facilidad en la descarga, la ausencia total de hemorroides (externas y que aparecían ligeramente antes de la sesión inicial), una pulpa más regular de las heces, la posibilidad de descargar varias veces al día y, por lo tanto, generalmente me sentía más vacío y más «limpio».

La experiencia de Martina (42 años)

Durante un tratamiento de reflexología podal, la terapeuta me sugirió que realizara un tratamiento de hidrocolonoterapia que, según ella, aportaría grandes beneficios a mi intestino y, sobre todo, eliminaría por completo una picazón vaginal que sentía desde hacía meses. Pedí cita con un médico-terapeuta de Milán.

Antes de ir a la cita, a demanda del médico, hice tres días de dieta líquida y sin fibra.

Cuando llegué, estaba un poco tensa porque ignoraba por completo cómo se realizaría la sesión, pero me relajé de inmediato cuando conocí al médico, que era muy amable. De hecho, inmediatamente me hizo participar con una explicación precisa del procedimiento y pude acostarme en la camilla y comenzar el lavado intestinal.

Durante el lavado, me sorprendió mucho ver, en un recipiente que contenía residuos, algunos gusanos y especialmente pedazos de bario. El médico me preguntó si me había hecho una radiografía del intestino años atrás y fue increíble, porque, de hecho, me había sometido a tal radiografía, pero más de veinticinco años antes, cuando era niña y me habían hecho ingerir una mezcla para comprobar la eventual presencia de una gastritis. ¡Así que ese sólido había estado atrapado en mis entrañas todo ese tiempo!

Después de tres cuartos de hora, todo terminó sin que yo hubiera experimentado ninguna sensación desagradable o dolorosa, sólo un leve dolor abdominal en un punto que el médico me había presionado.

En el momento de vestirme, tuve la impresión de que alguien había reemplazado mis pantalones, porque ahora podía utilizar una talla menos. De hecho, tenía el vientre completamente plano.

También tenía mucha hambre, pero comí un almuerzo muy ligero, lentamente y masticando bien. Me sentía tan liviana y eufórica que tenía miedo de arruinar el trabajo de lavado al ingerir alimentos inadecuados. Masticaba muy lentamente.

Hoy, después de dos años, a menudo recuerdo las sensaciones de esa experiencia que, tarde o temprano, repetiré.

Por cierto, casi me olvido de decir que el día después de la hidrocolonoterapia la picazón vaginal desapareció por completo.

La experiencia de Gianni (42 años)

Durante varios años, había estado sufriendo de una función intestinal irregular, que pensé que se debía al estrés laboral y a la mala nutrición. Más tarde descubrí que tenía un adenocarcinoma en el recto, que fue extirpado quirúrgicamente. Comencé la quimioterapia, lo que me causó una irritación del intestino y un estado continuo de diarrea. Durante las interrupciones del tratamiento, sin embargo, se manifestó estreñimiento, que inicialmente traté de curar con nutrición y medicinas naturales, sin obtener resultados satisfactorios.

Cuando estaba casi desesperado porque sólo podía liberar los intestinos con enemas, me recomendaron someterme a sesiones de hidrocolonoterapia.

Hasta la fecha, he realizado tres sesiones, con un intervalo de tres semanas, que siempre he empezado con un poco de tensión, pero que me han proporcionado grandes beneficios. Cada sesión duró entre cuarenta y cincuenta minutos, durante los cuales se alternaron la entrada de agua tibia y la salida de las heces, ayudadas por la respiración abdominal y el masaje del terapeuta, cuya calma y amabilidad fueron muy importantes para relajarme.

El terapeuta no me dio explicaciones ni hizo comentarios sobre lo que «produje» y lo que pasó por el tubo iluminado. Las sesiones no fueron desagradables ni agradables, las considero como algo no demasiado molesto que debe hacerse... Durante la última sesión, después de completar la terapia, aún descargué intensamente una vez en el baño, eliminando heces nauseabundas, de un hedor que nunca antes había notado, probablemente porque contenían toxinas y residuos, quién sabe durante cuánto tiempo acumuladas en el intestino.

Salí de la consulta sintiéndome liviano como nunca antes me había sentido y esa sensación persiste después de más de dos semanas...

Estoy agradecido a la persona que me recomendó este tratamiento.

Reporto que Gianni está totalmente curado y que su testimonio se remonta a 2006.

Experiencia de un colega (60 años)

Tuve la suerte de participar en una pasantía de capacitación en riego de colon organizada en Francia (véase www.avsformation.com). Durante esos días, tuve que dar y recibir algunos tratamientos.

En comparación con todas mis experiencias anteriores y las que se cuentan aquí, el camino a seguir es diferente y, me parece, igual o más efectivo. La diferencia radica en el hecho de que el agua se introduce con un flujo mínimo, que tarda unos 15 minutos en introducir de 2 a 3 litros. De esta manera, el intestino no reacciona a la entrada del agua con una posible contracción, sino que se deja «anegar» tranquilamente en su totalidad. Un masaje suave contribuye a la infiltración del agua a través de la masa fecal y de las incrustaciones que se eliminan en cantidades considerables cuando se abre el grifo de evacuación.

Esta operación se llama «baño». En una sesión realizada de esta manera, sólo habrá dos o tres baños. Durante uno de los tratamientos que recibí, prácticamente me quedé dormido, todo fue tan agradable...

Los resultados de evacuación y descalcificación a los que pude asistir fueron notables y para mí esta forma de proceder fue una verdadera revelación.

Me parece claro que este método «francés» es muy válido. Esto no significa que, en algunos casos difíciles, el procedimiento habitual que consiste en introducir agua con un flujo mayor para producir una docena de evacuaciones en una sesión sea necesario e indispensable; las eliminaciones que se provocan a menudo irán acompañadas de descargas emocionales.

Experiencias negativas

«No me ha gustado el tratamiento». «No salió nada». «Me sentí muy incómodo». «Me encuentro peor que antes».

El problema principal es la presencia de aire en el colon, lo que impide el paso del agua y que, en presencia de una mayor presión, crea molestias o dolor similar al flato que se puede experimentar al correr.

En este caso, puede ser decisivo llevar a cabo una parte del tratamiento de hidrocolonoterapia colocando al paciente de lado, es decir, acostado sobre el lado izquierdo. Otro problema es la sensación de náuseas debida a cualquier presión manual del terapeuta en el área del estómago, cuando el paciente ha comido menos de tres horas antes del tratamiento.

En estos casos, es mejor repetir la experiencia, presentándose con el estómago vacío y evitando las combinaciones de alimentos que producen gases (ácidos con almidones o verduras o frutas crudas que se comen simultáneamente con otros alimentos). Finalmente, es necesario saber que la segunda o tercera vez, la experiencia siempre es mejor.

Otros métodos de limpieza

Ingestión de productos naturales

Se puede proceder de una manera menos invasiva siguiendo este método (Ozovit, Markalakt, Microflorana), que pueden adoptar las personas que no sufren insuficiencia renal grave. El tratamiento dura tres semanas. Los productos se pueden comprar en la farmacia:

OZOVIT (empresa Pascoe, 150 g en polvo), con 1 dosis de 2 cucharadas diluidas en agua, 2 veces al día, 1 hora después de las comidas. En caso de diarrea, se debe disminuir la dosis o parar temporalmente. Duración de la administración: 5 días.

Nota: El Ozovit se puede reemplazar por pequeñas dosis de sal amarga. Este tratamiento elimina la flora patógena. Hay que tener cuidado, porque en estos 5 días puede disminuir la eficacia de algunos medicamentos (por ejemplo, de los anticonceptivos).

MARKALAKT (empresa Pascoe, 300 g en polvo). Se empieza a tomar justo después de tomar Ozovit por última vez (es decir, en la tarde del quinto día). Ingerir lentamente por la mañana antes del desayuno y por la tarde antes de acostarse 3 cucharaditas diluidas en 200 ml de agua caliente. Markalakt reduce los espasmos y los gases intestinales y crea un ambiente propicio para fortalecer la flora bacteriana saludable.

Advertencia para diabéticos: El producto contiene lactosa, por lo tanto, se puede reemplazar por Basenpulver.

MICROFLORANA (empresa Named, 150 ml de jarabe). La primera semana se deben tomar 2 cucharaditas (2 x 5 ml) al día entre comidas, a partir de la segunda semana 4 cucharaditas (10 minutos antes de cada comida y antes de acostarse). Este producto contiene bacilos y vitaminas, reconstruye la flora intestinal y elimina toxinas. La ingesta se inicia después del primer día de Ozovit, es decir, al segundo día de tratamiento. En los primeros días, pueden aparecer gases intestinales o contracciones debido a la eliminación de toxinas. Hay que guardar el producto en el refrigerador.

Nota: hay muchos otros productos útiles para restaurar la flora intestinal, incluida Nutriflora (almendras azucaradas de la empresa Window on the Sky), pero resulta que nadie asocia los bacilos a las vitaminas, como lo hace Microflorana. Durante el tratamiento, hay que evitar los alimentos pesados (grasas animales, vegetales crudos duros, bebidas muy frías, etc.).

Agua tibia y ESP

Se obtienen muy buenos resultados siguiendo este procedimiento: al despertar, bebe un vaso (150 ml) de agua caliente-tibia, en el que hayas disuelto 1/3 de una cucharadita de sal marina integral (de 3 a 5 gr) y cinco gotas de ESP (extracto de semilla de pomelo).

Después de beber, espera al menos 30 minutos antes de desayunar. Por ejemplo, bebe primero y luego limpia la casa o haz ejercicio. Evita ingerir productos lácteos para el desayuno. Durante el día, cada vez que bebas agua, agrega cinco gotas de ESP al vaso. Si no puedes encontrar ESP en tintura, en lugar de 5 gotas, puedes tomar una cápsula o una tableta, dependiendo de lo que haya en el mercado.

Sigue estas instrucciones durante 7 días consecutivos. Ten en cuenta que algunos extractos de ESP apenas se disuelven en agua y se depositan en el fondo del vaso. Por lo tanto, es necesario mezclar con una cuchara. Inmediatamente notarás un mayor bienestar general y un mejor funcionamiento del intestino.

Este procedimiento mejorará aún más si tomas arroz integral crudo para el desayuno de la siguiente manera: llena un vaso con unos 2 centímetros de altura de arroz integral crudo (90 gr). Vierte un «sorbo» en tu boca y mantenlo hasta que, humedeciéndolo con saliva, se ablande un poco, luego comienza a masticarlo y continúa hasta que se vuelva líquido, como la leche de arroz, en tu boca, y finalmente trágatelo. Comienza de nuevo con otro «sorbo» de arroz, hasta que termines todo el vaso. Tardarás alrededor de tres cuartos de hora. Para facilitar la operación, si tienes que ir a trabajar en automóvil, puedes poner la cantidad requerida de arroz en un frasco y comértelo por el camino. O en el mismo lugar de trabajo puedes comerte el arroz: ¡parecerá que tienes chicle en la boca! Luego, una vez hayas terminado el «desayuno de arroz crudo», no consumas ningún alimento hasta el almuerzo. Este arroz crudo tiene extraordinarias propiedades antiparasitarias y te sorprenderá saber que también constituye un desayuno nutritivo y agradable…

Método Colonix o similares

Confieso que no tengo experiencia personal con productos Colonix o similares. Después de recibir informes espontáneos favorables, les pedí a algunos amigos que probaran este método y lo calificaron como útil y efectivo. Esto ha llevado a una notable mejora en su salud general e intestinal. Al principio, algunos de ellos se quejaron del costo del tratamiento, pero luego, dados los resultados y el costo menor a dos tratamientos de hidrocolonoterapia, evaluaron que habían hecho una buena inversión. Con mucho gusto, informo aquí el testimonio de un amigo que utilizó el método.

> *La cura básica para Colonix dura poco más de un mes. Pronto encontré una diuresis abundante; me deshinché mucho; desaparecieron los gases y las flatulencias; las descargas, al principio un poco molestas y dolorosas, se volvieron indoloras; el peristaltismo*

intestinal se volvió regular y equilibrado. Repetí el tratamiento, llegando a un total de casi tres meses. Ahora me siento con un intestino renovado, incluso sin haber eliminado nada que a simple vista pueda parecer «extraordinario» (como gusanos o «serpientes»). Espero que mis intestinos continúen funcionando regularmente. Por ahora, siento que este producto de Dr. Natura ha aumentado considerablemente mi carga vital.

He aquí el testimonio de otra persona:

Siempre he tenido dificultades intestinales: evacuaciones difíciles e irregulares. Me tomé un paquete del producto. Durante todo ese tiempo, mi intestino funcionó muy bien. Sin embargo, cuando terminé el tratamiento, volví casi al estado anterior: la evacuación se hizo más fácil, pero no mantuve la regularidad. Tal vez debería haber usado el producto antiparasitario Toxinout o haber prolongado el tratamiento.

Método del yoga

Este método es muy efectivo, rápido y sin coste. Sólo requiere una dosis de conciencia y voluntad. Será más eficaz si va precedido de una dieta líquida (zumos de frutas o de vegetales durante dos días).

Prepara 3 litros de agua salada. Utiliza agua sin cloro (filtrada, mineral o hervida) y agrega sal marina integral en una cantidad de 10 a 15 g/litro (una cucharadita colmada). Obtendrás agua con un sabor ligeramente salado. Comienza a beber el agua a sorbos, en un vaso. Bebe con frecuencia ininterrumpida, pero sin tragar vasos enteros de golpe. El procedimiento consiste en beber los 3 litros en un tiempo entre 2,5 y 3 horas. No tengas miedo de esta ingesta excesiva de sal. El cuerpo no la absorbe: el truco consiste en que el intestino reacciona al agua demasiado salada, cerrándose y asegurándose de expulsarla rápidamente por todas las vías intestinales y, por lo tanto, el intestino delgado, el colon, el recto y el ano. De esta manera, causa un tipo de diarrea que te permite eliminar cualquier residuo sólido del intestino, limpiándolo por completo.

Algunos lectores se han quejado del fracaso de esta limpieza. Esto puede deberse al hecho de que permanecen bolsas de aire en el intestino y esto evita el efecto sifón. De hecho, las enseñanzas de yoga recomiendan combinar esta práctica con algunas posturas o ejercicios de yoga específicos. En nuestro caso, es suficiente, después de cada una de las primeras tres horas y media, es decir, después de 30, 60 y 90 minutos, realizar dos o tres veces los diversos ejercicios o posturas ilustradas en este libro (página 95: permanecer sobre los codos 30 segundos; página 127: 3 veces; página 167: 3 veces; página 180: 2 veces; página 184: 3 veces; página 196: 1 vez, si puedes hacerlo). Si el método del yoga se realiza en concatenación con la limpieza hepática, el resultado es inmediato. Para hacerlo, cuando bebas la cuarta dosis de sal amarga, comienza a beber grandes cantidades de agua salada, masajéate el abdomen y asume posturas de yoga. Dado que el intestino ya está completamente limpio, el inicio del efecto sifón es muy rápido (de 15 a 30 minutos) y el intestino se limpia rápidamente: después de menos de 90 minutos, el agua que has bebido sale inmediatamente por el ano, limpia. Si no lo crees, intenta beber un sorbo de zumo de remolacha roja con agua y mide el tiempo entre la ingestión y la expulsión del agua roja...

Cabe señalar que el método del yoga tiene la gran ventaja, en comparación con los demás métodos, ¡de que también limpia el intestino delgado! El procedimiento debe durar hasta que expulses agua totalmente limpia y clara, es decir, hasta que «el agua que entra es la que sale». Esto generalmente ocurre después de aproximadamente dos horas y en el 99 % de los casos antes de completar las tres horas. Llegado este punto, has limpiado completamente los intestinos, no has afectado la flora bacteriana de ninguna manera, los parásitos se han eliminado (se han expulsado) porque no pueden soportar un ambiente demasiado salado. Los tejidos deficientes en minerales tomaron lo que necesitaban del agua salada... Tienes el intestino renovado. Comienza a comer de nuevo un poco cada vez: al principio, esencialmente arroz blanco y verduras asadas. Puedes combinar esta limpieza con la ingestión, al final, de ½ litro de agua «arcillosa». Es decir, diluye arcilla verde (si encuentras bentonita, es aún mejor) en medio litro de agua, mézclalo todo bien, deja que repose y luego bébete el agua (no el sedimento). Esta agua tiene la propiedad de adherirse a las incrustaciones que quedan en el intestino, forzándolas mecánicamente a desprenderse de las paredes y ser eliminadas.

Con esta «bebida» adicional, la limpieza será aún más completa.

Nota: En el caso de concatenamiento entre la limpieza del hígado y el método del yoga, si te sientes demasiado bajo de energías, es mejor tomar una o más cucharadas de miel o una taza de café entre los dos procedimientos.

Enema

Se trata de una práctica muy útil en todas las patologías, desde las más triviales hasta las más graves, ya que purifica el cuerpo al acelerar los tiempos de eliminación de las sustancias tóxicas y proporciona al cuerpo todos los oligoelementos que le faltan. Con esta práctica, nuestro cuerpo ahorra grandes cantidades de energía que puede dedicar a la autocuración. Se usará agua salada: para 1 litro de agua, utiliza una dosis de 20 a 30 g de sal marina integral (no sal refinada, no sal marina yodada, sino sal marina integral, preferiblemente comprada en un herbolario o en una tienda de alimentos orgánicos). La sal de cocina está alterada y, por lo tanto, es dañina *(véase* mi libro *Il Sale, rimedio biologicamente universale*, en la bibliografía). Disuelve la sal en agua tibia o en una infusión de manzanilla. Puedes agregar una cucharada de miel y una de aceite de oliva (la manzanilla y el aceite de oliva no son esenciales, la miel es muy recomendable, siempre que sea una miel de buena calidad). Dado que uno de los ingredientes es la sal marina integral, este procedimiento también permite que el cuerpo, a través de las paredes del colon descendente, elija los minerales que necesita.

Desde un punto de vista práctico, lo ideal es el dispositivo para enemas con «cubeta» que se adhiere en la parte superior y que permite que el líquido descienda debido al efecto de la gravedad. Alternativamente, utiliza una perilla pequeña (250 ml), teniendo cuidado de proceder suavemente. La posición ideal para introducir el líquido es la de la figura siguiente. Como alternativa, puedes acostarte sobre el lado izquierdo. Se deben realizar 2 o 3 enemas sucesivos. En general, el primero es rechazado pronto por el cuerpo. Para los siguientes, trata de mantener el líquido en tu vientre durante al menos 1/4 de hora, luego recuéstate sobre el lado derecho y sobre el estómago. Si la necesidad de descargar no es inmediata, aprovéchala para hacer movimientos musculares con el abdomen (como la danza del vientre) o para masajear el área del colon (es decir, el perímetro del abdomen en sentido contrario a las agujas del reloj) para que el líquido regrese a través de la masa fecal. La temperatura del enema debe ser la temperatura corporal (aproximadamente 36 grados, es decir, no demasiado alta ni demasiado baja). Si el enema es demasiado salado, el estímulo de rechazo puede ser inmediato. Esto puede ser útil para causar defecación en caso de bloqueos intestinales o estreñimiento severo. En este caso, haz un primer enema de dosis alta (50 g de sal por litro), un segundo a una dosis media (30 g por litro) y un tercero a una dosis fisiológica (10 g por litro). La frecuencia, en patologías graves, es de 2 enemas por día, preferiblemente con el estómago vacío o 2 o 3 horas después de las comidas, terminando al menos 1/2 hora antes de las comidas. En caso de que desees hacerte enemas para la higiene intestinal, comienza con 1 enema al día durante 3 días seguidos, continúa con 2 enemas espaciados 3 días y luego cambia a una frecuencia semanal o a la aplicación cada vez que sientas la necesidad.

Una forma conveniente de hacer un sólo enema, usando una perilla, es combinarlo con el baño salado *(véase* la página 117): mientras disfrutas del baño, llena la perilla directamente con el agua de la bañera y aplícate el enema que retendrás en el vientre la duración del baño. También puedes aprovechar para masajearte al abdomen, de modo que el agua del enema circule lo más posible por el colon. Al final del baño, cuando vuelvas a ponerte de pie, si sientes la necesidad, drena el enema, de lo contrario, espera a sentir la necesidad de defecar. Puede suceder que el agua del enema sea absorbida por el organismo. No te preocupes, confía en tu cuerpo, sabe lo que hace, tal vez sufrías de escasez de líquidos…

Procedimiento de enema con cubeta: Se debe comprar un kit de viaje para enema en la farmacia. Cuesta muy poco, es todo de plástico y ocupa muy poco espacio. Consiste en una cubeta (cubo flexible), un tubo de aproximadamente 2 metros de largo equipado con un grifo y dos sondas. Se utiliza la sonda pequeña. La larga es para el lavado vaginal. Por lo general, se procede en el baño, instalándose en la bañera o en el suelo. La cubeta debe colgarse alta, al menos un metro y medio más alta que el nivel del ano. Si es necesario, prepara un gancho. Prepara la cubeta con el tubo y la sonda con el grifo cerrado. Vierte el líquido a temperatura corporal en la cubeta. Lubrica o engrasa con mantequilla el extremo de la sonda. Apóyate con los codos en el suelo. Inserta la sonda en el ano y abre el grifo *(véase* la ilustración). Permite que el líquido descienda al abdomen, es decir, al colon o al intestino grueso: primero al recto, luego al sigmoide, al colon descendente y finalmente al transversal. Por lo general, es cuestión de unos minutos. Cuando el agua se haya agotado, actúa como se indica al comienzo del capítulo. Para una buena limpieza del intestino, como alternativa a la hidrocolonoterapia, es necesario repetir el enema consecutivamente (dos o tres veces), hasta que el agua que es expulsada del cuerpo salga limpia.

El colema: El colema es un sistema casero o artesanal descrito en detalle en el libro *Intestino libero (véase* la bibliografía). Se debe colocar un recipiente grande de agua a una altura de al menos 150 cm, el paciente debe acostarse en una mesa larga que descansa en pendiente en una bañera. Un tubo lleva el agua del recipiente al ano de la persona que, cuando siente la necesidad, descarga libremente en la bañera. Este sistema es equivalente a un enema continuo de larga duración. Tiene efectos similares a los de la hidrocolonoterapia, con la ventaja de que puede realizarse en casa y, por lo tanto, sin coste alguno. No es necesario obtener el equipo indicado por Jensen, también se puede realizar tumbado en un colchón inflable de playa, que se habrá colocado dentro de una bañera (vacía y con el desagüe abierto). La desventaja obvia radica en el hedor y en los problemas de la descarga «libre» de heces.

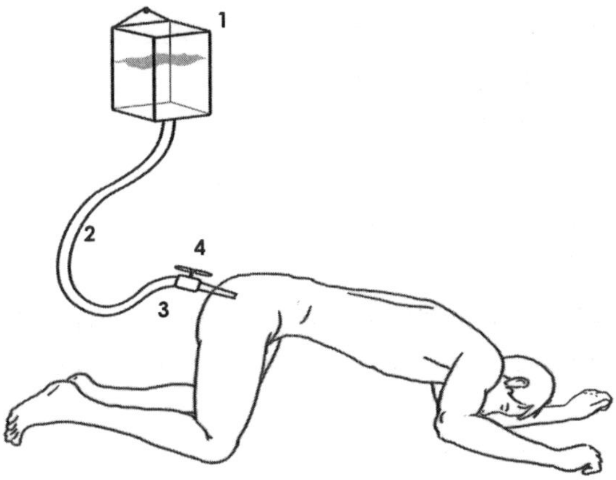

Colonoscopia: Muchas personas se confunden y creen que se han hecho una hidrocolonoterapia con el lavado que precede a una eventual colonoscopia.

Señalo que por ahora el lavado previo a la colonoscopia consiste en un simple enema rápido, precedido por la ingestión, en casa, de sales de magnesio laxantes. En pocas palabras, consiste sólo en un vaciado rápido de las heces, sin un masaje abdominal. Sería fabuloso que la medicina oficial aprovechara la oportunidad de realizar una terapia de colon antes de la colonoscopia, pero por ahora esto no sucede.

Con café: Las personas que carecen de energía o tienen tendencia a la depresión pueden usar café. Prepara el agua salada agregando 1/2 litro de café preparado de la siguiente manera: en ½ litro de agua pon 3 cucharadas soperas de café en polvo. Llévala a ebullición. Hiérvela durante 3 minutos, luego déjala en infusión durante 15 minutos. Filtrar con un filtro de tela o de papel. Mézclala con el resto del agua que se colocará en la cubeta. Además de ser estimulante, el café actúa como un descalcificador intestinal y un limpiador del sistema biliar.

Nota: En el caso de patologías graves, es útil aplicar el método Gerson, que consiste en realizar un enema de sólo café cada 4 horas (¡día y noche!), combinando el tratamiento con una dieta que consiste esencialmente en frutas y verduras. El café tiene un efecto analgésico significativo, los dolores desaparecen y el intestino recupera su funcionamiento normal (busca en Internet «método Gerson»).

Sistemas domésticos vendidos como hidrocolonoterapia

Hay pequeños electrodomésticos que se venden por pequeñas cantidades (BioFluff o MyPerfectColon) para conectarlos al grifo del baño o del bidé.

Estos sistemas son muy efectivos para vaciar la ampolla rectal y restaurar la alegría de vivir y el bienestar de las personas que a menudo sufren de estreñimiento. Son bastante fáciles de instalar y usar.

Sin embargo, debe quedar claro que esto no es en absoluto una hidrocolonoterapia, sino sólo el vaciado de la parte final del colon descendente. Las incrustaciones del colon no se eliminarán y el colon no se limpiará con estos sistemas, aunque puede ser una ayuda valiosa para muchas personas. A menudo hemos experimentado sobre la marcha con el dispositivo MyPerfectColon que, con un accesorio, se puede conectar fácilmente a la manguera de la ducha del hotel y resuelve los problemas de evacuación que pueden ocurrir en países exóticos.

Observación sobre la limpieza del intestino: Se ha observado, hasta en el caso de ayunos combinados con hidrocolonoterapia, que incluso después de diez o quince días, el colon descarga material denso y aparentemente el resultado de incrustaciones. Esto muestra cómo nuestro colon puede encontrarse en situaciones de obstrucción más o menos exigentes que influyen en su correcto funcionamiento.

Regularización del sistema digestivo: Suponiendo que un intestino limpio no debería tener problemas de regularidad, la experiencia muestra que la ingesta de enzimas contribuye a mantener este buen funcionamiento. Las enzimas se encuentran en todos los alimentos crudos, ya que se destruyen a temperaturas superiores a 45 °C. Puedes tomar suplementos enzimáticos (de origen vegetal y en cápsulas), o jarabe Regulat (en farmacias o en algunos herbolarios), que consiste en «enzimas activadas» y ricas en probióticos, que ha resultado muy satisfactorio a muchas personas que conozco, y del que un farmacéutico me confió en voz baja que «es un producto extraordinario, mejor que muchos medicamentos».

Probióticos: Es muy útil y a veces indispensable combinar la limpieza del colon con la ingesta de probióticos en forma de cápsulas, kéfir, kombucha o chucrut (véase mi libro *Mima tu barriga y vivirás mejor*).

Malabsorción: Repito lo que ya he dicho en mis otros libros. Cuando el intestino no está libre de incrustaciones, cuando tiene grandes deformaciones, cuando ha perdido su elasticidad, los alimentos se absorben mal, se producen toxinas, se pueden registrar situaciones en las que se ha perdido el control del sistema digestivo: no es posible sentirse bien, no se puede perder peso o no se puede aumentar de peso…

Limpieza de los ojos

Con solución salina

Prepara una solución salina de la siguiente manera: agua libre de cloro (mineral o filtrada) en la que agregarás sal marina integral oceánica (disponible en tiendas de herbolarios o tiendas de alimentos orgánicos) en la cantidad de 15 g por litro (para obtener una solución un poco menos salada que la del mar). Deja que la sal se disuelva, luego pasa la solución por un filtro de papel (de los utilizados para filtrar el café), o por una servilleta de papel colocada en un colador. Vierte esta agua salada en una botella, que usarás para llenar un frasco pequeño con un gotero. Guarda la botella grande en el refrigerador o al menos lejos de la luz.

Acuéstate boca arriba y ponte dos o tres gotas de solución en cada ojo. Mantén los ojos cerrados y gira el globo ocular debajo de los párpados, imaginando que tienes que mirar el perímetro de un círculo grande.

Haz estas rotaciones lentamente. También realiza un movimiento con forma de 8 (como si siguieras el recorrido de un gran 8 con los ojos). Si puedes, asegúrate de que la mirada regrese a la cruz del 8 en la nariz *(véase* la figura).

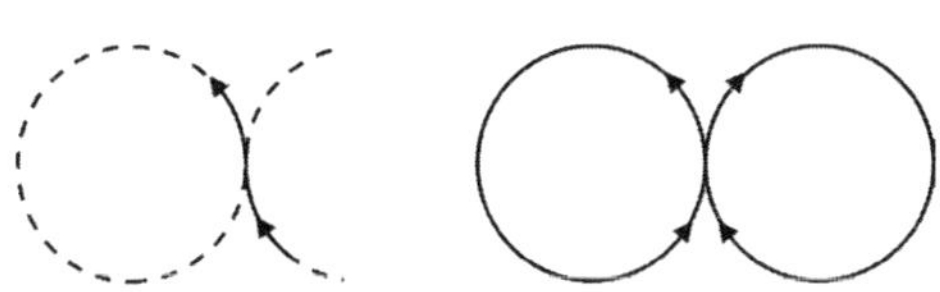

Al realizar estos movimientos, sentirás que se liberan partículas de polvo que perturban la vista o irritan los ojos. Si haces este ejercicio por la noche, antes de quedarte dormido, te despertarás por la mañana con todo el polvo depositado en costras en las comisuras de los ojos y te parecerá que tienes ojos nuevos. Un truco útil es mantener el frasco cuentagotas en la mano o en el bolsillo durante unos minutos antes de usarlo. De esta manera, la solución salina puede alcanzar la temperatura corporal. En los meses de invierno, la temperatura ambiente es tan fría que las gotas causan un pequeño choque térmico en el iris. La limpieza repetida de los ojos con solución salina, dos o tres veces al día durante unos días, produjo en tres casos un verdadero milagro, con una recuperación extraordinaria de dioptrías y una recuperación de una patología considerada «incurable».

Con cebolla

Corta una rodaja de cebolla fresca. Frota esta cebolla contra el centro inferior de la palma de la mano y luego las manos una contra la otra, mientras aprietas la rodaja de cebolla.

Luego, ponte las palmas de las manos *(véase* más abajo) sobre los ojos, mantén los ojos abiertos y permanece aproximadamente medio minuto en esta posición. Los ojos comenzarán a llorar.

Ciérralos y traza O u 8 *(véase* la figura).

Inmediatamente sentirás que se te limpian los ojos y que las lágrimas arrastran las impurezas presentes.

Esta operación lleva menos de un minuto, después de lo cual se lavarán los ojos.

Con *palming*

El *palming* de las manos es una posición que consiste en apoyar la cabeza en las palmas con los dedos cruzados sobre la frente, de manera que las manos cubran los ojos, pero dejen abierta la nariz. Las manos descansan sobre los pómulos y los arcos de las cejas. Antes de apoyarse en las manos, es muy útil frotarlas vigorosamente una contra la otra, hasta que genere un gran calor en las palmas.

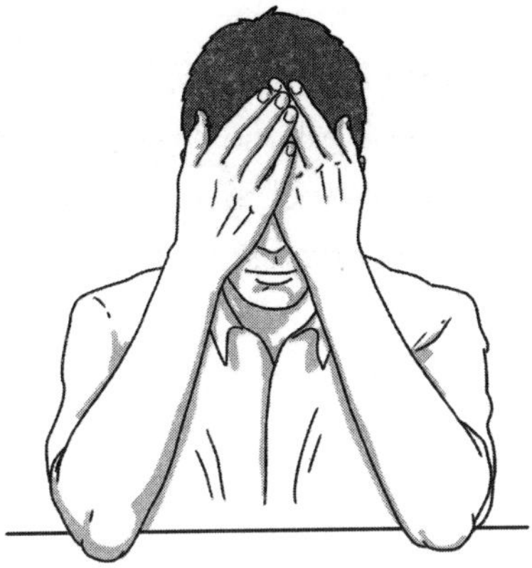

En esta posición, los párpados de los ojos no están aplastados (de hecho, están libres) y reciben un calor beneficioso. Esto permite que los ojos se regeneren y descansen.

Por lo tanto, no es una limpieza real, sino una relajación que se puede hacer, por ejemplo, después de unas horas de trabajo minucioso o después de mirar la pantalla del ordenador durante mucho tiempo. Esta misma posición de las manos se usa en la limpieza con cebolla.

Con copa de lavado de ojos

En las farmacias venden pequeños recipientes que tienen una forma que se ajusta bien al globo ocular, un poco como unas gafas de natación. El lavado se puede realizar con estos recipientes, llenándolos con solución salina. La cabeza se mueve alternativamente hacia arriba (y hacia atrás) y hacia abajo (y hacia adelante), moviendo los ojos para liberar cualquier residuo y hacer que entre a la solución salina.

Señalo el hecho de que el *palming* es uno de los ejercicios recomendados en el método Bates para la recuperación de la vista sin gafas *(véase Cómo ver bien sin gafas*, en la bibliografía), en asociación con gafas de agujeros (raster-brille, *véase Preferisco vedere chiaro*, en la bibliografía) y otros ejercicios (¡pruébalo por ti mismo!). El *palming* de las manos es muy útil cuando se va precedido por el *sunning*, que consiste en mirar al sol con los ojos cerrados durante 15 minutos.

Nota importante: Si sientes la presencia de una impureza o de un cuerpo extraño en el ojo y ninguno de estos métodos te ha resuelto el problema, sé humilde y ves a urgencias. En un momento te eliminarán este residuo (espina, piedra, astilla de metal...)

Limpieza de la nariz

Con agua tibia

Por la mañana, tan pronto como te levantes, abre el grifo y haz correr agua tibia, ahueca la mano derecha y llénala de agua, luego acércala a la nariz y succiona el agua por la fosa nasal izquierda. Repite dos o tres veces y procede con la mano izquierda y la fosa nasal derecha.

En algunos herbolarios puedes encontrar recipientes terminados en una especie de tubo, diseñados sólo para lavarse la nariz *(véase* la ilustración).

Se pueden llenar con solución salina (consulta la página 99, «Limpieza de los ojos»). En este caso, mientras el pulgar de la mano izquierda cierra la fosa nasal izquierda, el líquido se aspira por la fosa nasal derecha desde la mano derecha; después se repite la operación por el otro lado.

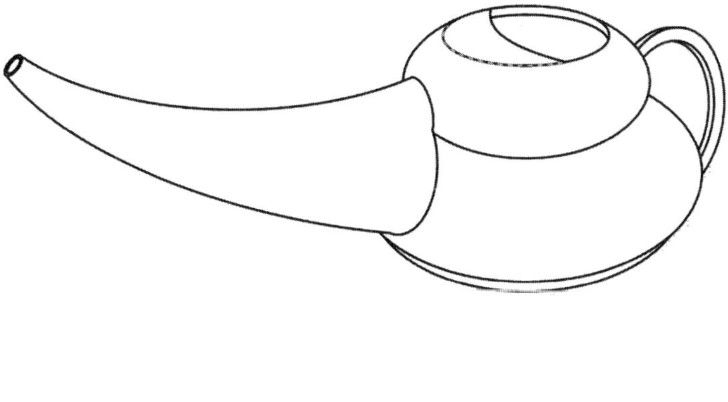

Con gotas de solución salina

Acuéstate boca arriba y con el gotero lleno de solución salina vacíalo completamente en cada fosa nasal, deja que descienda por la nariz y luego aspira, inhalando aire por la nariz (o utiliza el método del recipiente indicado anteriormente). Sentirás el sabor de la sal en la garganta.

Limpieza de los oídos

Advertencia: Limpiar los oídos es una operación muy delicada.

El oído está formado por tejidos delicados y el tímpano puede dañarse fácilmente desde el exterior. Se debe evitar el uso de bastoncillos de algodón, pero si se quieren utilizar, se deben elegir sólo los de buena calidad. De hecho:

- Al insertar el bastoncito demasiado profundamente se podría dañar el tímpano.
- Si se utilizan bastoncitos de baja calidad, algunas fibras de algodón o incluso la almohadilla completa podrían desprenderse y permanecer en el oído, lo que requerirá atención médica.
- Un bastoncito de calidad puede reconocerse por la compacidad de la bola de algodón y por el hecho de que es casi imposible separar o desmenuzar el algodón del bastoncito. Puedes utilizar estos bastoncitos para limpiar las paredes del primer centímetro del orificio de la oreja.
- No utilices el mismo extremo para ambos oídos.

La capa de cerumen de las paredes del canal auditivo sirve para proteger la piel y detener las impurezas. El uso frecuente de bastoncitos irrita la piel, hace que el oído sea más vulnerable y tiende a empujar la cera de los oídos hacia el tímpano, lo que podría convertirse en un tapón que un médico deberá extraer.

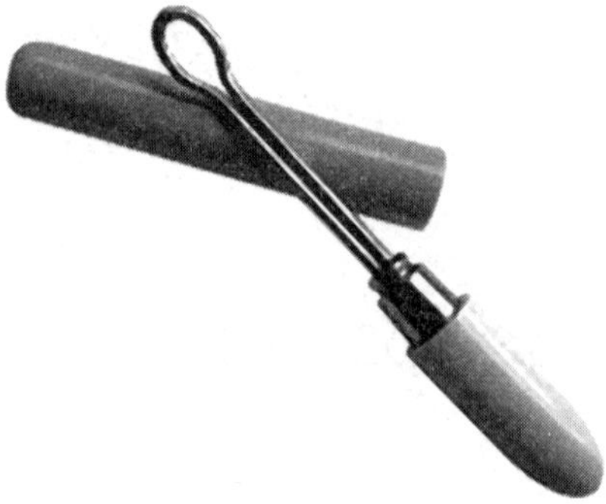

Por estas razones, es preferible usar un instrumento diseñado específicamente para ese cometido, que suele ser una herramienta de metal como la que se muestra en la imagen anterior.

El oído también podría molestarte sólo porque está irritado (por ejemplo, por otitis). En este caso, no se recomienda limpiarlo.

Con boro salicílico

Este método, que está especialmente indicado en caso de picazón interna, me lo recomendó un pariente que es médico. El producto se puede comprar en las farmacias y tiene la propiedad de disolver los residuos secos. En la farmacia no encontré boro salicílico en una solución preparada, y tuve que encargarlo de acuerdo con estas proporciones: en 1 litro de agua destilada se deben agregar 30 g de polvo de ácido bórico y 1,5 g de polvo de ácido salicílico). En cambio, encontré ácido bórico en una solución preparada para lavar los oídos.

La operación de limpieza se realiza por un médico que usa una jeringa sin aguja para introducir la solución y que, después de dejar que la solución actúe por un corto tiempo, te indicará los movimientos necesarios para vaciar el oído.

Puedes realizar la operación tú mismo, de una manera menos efectiva, usando una pipeta cuentagotas normal o mejor una perilla especial comprada en una farmacia. Acuéstate en la cama, de lado, con la cabeza sobre la almohada y vacía todo el gotero en la oreja libre. Luego coge entre los dedos el pabellón auricular y muévelo, sacúdelo hasta que sientas que la solución ha penetrado profundamente en el oído. Habiendo colocado antes una hoja de papel absorbente sobre la almohada, puedes girar la cabeza hacia el otro lado y dejar que la oreja se vacíe... Este lavado no es tan agradable: en mi caso, después de introducir el líquido en el oído y luego vaciarlo, sentí una sensación de náuseas que me duró un par de horas. Además, cuando el líquido estaba en el oído, después de unos segundos tuve la sensación de que algo estaba sucediendo en el interior profundo, «casi en el cerebro»... e inmediatamente me di la vuelta para vaciar el oído. Sin embargo, unos minutos después escuché el sonido de una campana distante que no podía escuchar antes. Esta sensación de mejoría auditiva continúa.

Algunos terapeutas creen que la solución de ácido bórico es demasiado invasiva para los delicados tejidos del oído. Debe considerarse que la dilución es muy baja (mucho menos que en el vinagre), que no permanece en el oído durante largos períodos y se usa excepcionalmente. Sin embargo, en el caso de oídos inflamados o doloridos, es mejor actuar con la solución salina que se describe a continuación.

Con los dos métodos que siguen, nunca he tenido estas perturbaciones relacionadas con la «acción en profundidad», pero tampoco he tenido efectos evidentes en la calidad de la audición... Así pues, supongo que las diferencias se deben a la naturaleza del producto.

Con conos de cera

Aunque personalmente tengo dudas sobre la efectividad real de este método, las personas que lo aplican están satisfechas y mi pariente médico me asegura que al examinar el oído de sus pacientes antes y después de este tratamiento, se observa una diferencia notable.

Estos conos están disponibles en las herboristerías.

El «paciente» coloca la cabeza apoyada sobre una oreja. Se trabaja en el oído que queda libre para limpiarlo de cerumen. Luego, la punta de un cono de cera se inserta en el oído. Siguiendo las instrucciones proporcionadas en el paquete, teniendo cuidado de no prender el cabello del paciente, se enciende el extremo ancho y abierto del cono.

Al quemarse, el cono genera un calor que derrite la cera del oído y, además, la forma cónica crea un vacío que, gracias a la fuerza ascendente del calor, aspira la cera del oído.

Al final de la operación, hay un depósito en el fondo del cono, que según los partidarios del método es precisamente la cera de la oreja aspirada o chamuscada.

A modo de verificación, encendí un cono cuya punta estaba sumergida en un tubo de ensayo lleno de agua y observé que, de hecho, se crea una depresión.

Además, no he encontrado ningún depósito en el fondo del cono, esto confirmaría la validez del método: el cono aspira la cera del oído que se deposita en el fondo…

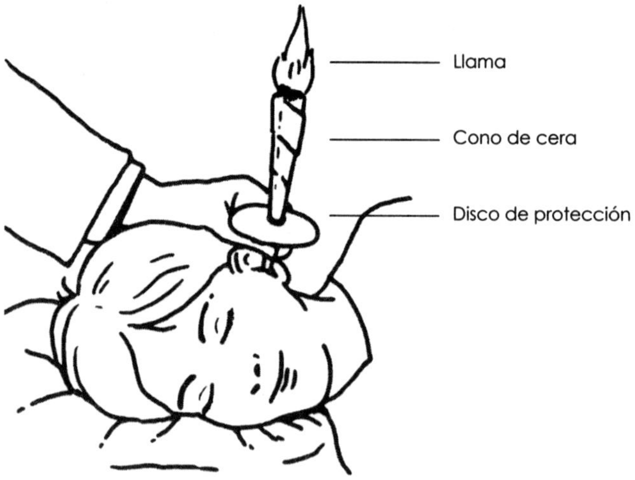

Con solución salina

Este método no limpia la cera del oído, pero ayuda a los procesos de curación y permite eliminar algunas impurezas (por ejemplo, el polvo). Se puede aplicar provechosamente incluso en caso de otitis o sordera.

Procede como se indica en el método del boro salicílico *(véase* más arriba), reemplazando ese producto con solución salina *(véase* la página 99). Con esta solución no he experimentado contrariedades ni molestias.

Si cuando se completa la operación todavía queda agua en el oído, un truco para sacarla consiste en saltar sobre el pie opuesto al oído que se debe vaciar, mientras se mantiene la cabeza inclinada. Las sacudidas y la posición tomada hacen que el oído se vacíe.

Nota: La técnica del salto también puede utilizarse para vaciar los oídos después de estar en la piscina.

En caso de dolor de oído debido a inflamación

Inserta en el oído una bola de algodón empapada en jugo de ajo y jugo de jengibre (exprime estas verduras picadas o utiliza una gota de aceites esenciales). En unos minutos verás que el dolor disminuye.

Limpieza del aliento

Observaciones preliminares

Personalmente, soy muy sensible al aliento de los demás, lo huelo a distancia, y he notado que las personas que tienen un excelente estado de salud tienen un aliento agradable y acogedor, mientras que las personas muy enfermas tienen un aliento fétido. Recuerdo a una persona que era alegre y que estaba en perfecto estado de salud; un colega mío me dijo que cuando esa persona entraba en su consulta era como si toda la habitación se llenara de perfume.

Es imposible que te des cuenta del olor de tu propio aliento, porque mientras inspiras por la nariz para oler, no puedes espirar simultáneamente por la boca. Además, dado que casi nadie encontrará el valor para decirte que tu aliento apesta (a menos que sea olor a ajo...), pídele a una persona de confianza que compruebe tu aliento o te avise si te huele mal de vez en cuando. Puedes averiguar si tu aliento huele muy mal oliendo un pañuelo nuevo o recién lavado en el que hayas soplado durante medio minuto. Cabe comprobar si el aliento siempre es malo o sólo cuando se está ayunando o esperando comer.

En el primer caso (siempre malo), los problemas de aliento pueden deberse a una mala higiene bucal. Por lo tanto, el siguiente consejo debería ser suficiente para resolver la situación. Si el problema persiste, quizá tengas colonias de bacterias en la lengua.

Al cepillarte los dientes, utiliza también el cepillo en la lengua, luego enjuágate bien la boca con uno de los líquidos que se indican a continuación. La causa del mal aliento también puede ser una caries no hermética bajo la cual hay un brote de inflamación. Por lo tanto, es recomendable que un dentista te revise la boca. También puedes tener problemas de moco provenientes de las cavidades nasales, por lo tanto, es bueno limpiarse la nariz. Si el problema persiste y el aliento te huele mal, significa que el estado general de salud está seriamente comprometido y es urgente llevar a cabo lo antes posible todas las limpiezas previstas en el libro.

En el segundo caso (al ayunar), este malestar puede estar relacionado con un tipo de alimento que tienes dificultades para digerir o con algunos problemas de equilibrio ácido-base del tracto gastrointestinal o con bloqueos en el intestino *(véase* «Limpieza del intestino»), o aire en los pulmones «contaminado» por humo o alcohol *(véase* «Limpieza de los pulmones»).

Con agua oxigenada

Compra agua oxigenada en la farmacia (la que se usa para desinfectar heridas). Después de cepillarte los dientes, toma un sorbo en la boca y, moviendo las mejillas, haz circular el agua entre los dientes. Las primeras veces repite la operación 3 veces en 1 hora, es decir, cada 20 minutos, para matar cualquier parásito y evitar que se reproduzca. Al final de la operación, escupe el agua oxigenada.

No hay razón para temer meterte agua oxigenada en la boca: ¡es sólo agua con una mayor concentración de oxígeno!

Si tu aliento continúa siendo malo, hazte un chequeo dental o límpiate los órganos.

Con sal

Enjuágate la boca con un sorbo de solución salina y adopta el hábito de cepillarte los dientes regularmente con sal marina fina en lugar de pasta de dientes.

Procede de la siguiente manera: humedece el cepillo con agua y sumerge la punta en un frasco que contenga sal marina integral. Cuando hayas terminado, trágate la saliva: será un suministro útil de sal marina integral.

Con acetato de zinc

Una fuente sueca autorizada informa que, utilizando una solución de acetato de zinc al 1 % como enjuague bucal, que puedes hacer que te prepare tu farmacéutico, en el 95 % de los casos se obtiene un aliento inmediatamente «agradable» (personalmente no he experimentado este procedimiento, por lo tanto, no puedo asegurar su efectividad).

Con aceite de girasol

Un maestro asiático recomienda usar este aceite, incluso indicando que su uso frecuente puede conducir a la curación de enfermedades graves. Toma un sorbo de aceite de girasol (orgánico y prensado en frío) en la boca y, moviendo las mejillas, haz circular el aceite entre los dientes. Después de unas pocas decenas de segundos, el aceite se mezcla con la saliva, creando una solución emulsionada. Sigue haciendo circular la emulsión durante un tiempo, luego escúpela. Este aceite también contribuirá a mejorar la salud de las encías gracias a la alta presencia de vitamina F.

La sensación que experimentarás después de este lavado será muy agradable y las encías se fortalecerán y desinfectarán. El autor afirma que, al examinar esta emulsión bajo un microscopio, se pueden ver una gran cantidad de parásitos muertos. Por esta razón, aconseja no ingerir la emulsión.

Limpieza momentánea del aliento

¿Tienes una cita importante y te apesta el aliento? En ½ cucharadita de vinagre, pon 1 gota de aceite esencial de menta y viértelo todo en una botella con ½ litro de agua. Agítala bien, toma un sorbo en la boca y, moviendo las mejillas, haz circular el líquido por la boca y entre los dientes, y haz gárgaras. Repite la operación una vez más. Ahora tienes un buen aliento.

El aliento es una herramienta de diagnóstico

La calidad del aliento es una herramienta de diagnóstico muy útil. Puedes ver que todas las personas gravemente enfermas tienen un aliento fétido. Si prestas atención, notarás que cuando el aliento se vuelve «limpio», la persona se cura. Del mismo modo, el aliento constantemente fétido de una persona aparentemente sana nos hace comprender que el organismo está funcionando mal y que pronto podría surgir una patología bastante grave. Por lo tanto, observa esta simple señal para decidir limpiar tus órganos y mejorar tu nutrición, hasta que tengas un aliento agradable y acogedor.

La importancia de las amígdalas

Me gustaría señalar que en su éxito de ventas *La digestión es la cuestión*, Giulia Enders dedica mucho espacio al aliento y subraya la importancia de una buena salud de las amígdalas, en las que pueden aparecer manchas blancas que generan un aliento fétido, pero que a menudo se pueden eliminar con la ayuda de un simple bastoncillo de algodón.

Molestias en las encías

Aprovecho esta oportunidad para dar consejos en caso de dolor o sangrado de las encías (cuando te cepillas los dientes). Mi experiencia personal es que el problema se resuelve en muy poco tiempo si uno se acostumbra a cepillarse los dientes siempre con sal marina integral *(véase* más arriba la limpieza «con sal») y aplicando cada moche, ante de irse a la cama, aceite de semillas de girasol *(véase* más arriba).

En este caso, recomiendo ingerir la emulsión para aprovechar las vitaminas del aceite. Así pues, se usará poco aceite (el equivalente a una cucharadita de café) para evitar la pesadez nocturna y será mejor dejar pasar de cinco a diez minutos antes de acostarse.

Quisiera señalar a los más valientes que enjuagarse la boca con un poco de orina tiene un efecto extraordinario en el bienestar de las encías.

Limpieza de la piel

Baño salado

Báñate en una bañera con agua caliente (¡lo suficientemente caliente, no tibia!) en la que habrás disuelto de 500 a 800 g de sal marina integral (el agua debe tener un sabor ligeramente salado, menos salado que el agua de mar; *véase La cura para todas las enfermedades* y *Talassoterapia, curarsi con il mare*, en la bibliografía).

Cuando la piel se haya suavizado en el agua, frótala con un guante de crin o de coco y permanece todavía en el agua salada dc la bañera al menos media hora. Sumerge repetidamente el rostro y masajea el cuero cabelludo bajo el agua. Sal de la bañera y, secándote lo menos posible, masajea toda tu piel con un aceite vegetal natural (aceite de almendras, aceite de jojoba, etc.). Recientemente descubrí y utilicé el excelente aceite de cáscara de nuez (de la marca Farmaderbe).

Si te acuestas durante al menos otra media hora inmediatamente después, le harás un gran regalo no sólo a tu piel, sino a todo el metabolismo y a la psique. Si este baño se toma más como una desintoxicación del cuerpo que como una práctica relajante, se puede aprovechar el agua tibia y salada para obtener un enema, como se explica en la página 92.

Nota: Un baño demasiado caliente tiene las mismas contraindicaciones que una sauna finlandesa (húmeda). Las personas con presión arterial alta o taquicardia no deben usar agua demasiado caliente y deben tener en cuenta el aumento de la frecuencia cardíaca.

Si surge algún problema, debe mojarse inmediatamente la cabeza con agua fría. Las personas que tengan la presión baja deben salir progresivamente de la bañera: primero deben sentarse en el borde de la bañera, esperar uno o más minutos, luego pueden ponerse de pie. En caso de mareos, deben aferrarse a un soporte y bajar la cabeza por debajo del nivel de los hombros.

Si no tienes una bañera en casa, utiliza la de la casa de familiares o amigos o pasa una noche en un hotel, después de comprobar que la habitación tiene una bañera.

Con posos de café o con arcilla

Masajéate vigorosamente la piel de la cara o del cuerpo con café finamente molido, con posos de café o arcilla. La utilización de café (no descafeinado) como producto antiarrugas es excepcional: es un secreto de algunas esteticistas francesas. ¡La piel renace! El problema es que usar café no es fácil... Déjalo actuar durante al menos diez minutos. Luego enjuágate, date una ducha o un baño salado.

El café puede ser reemplazado por arcilla, en lo que respecta a los efectos de la limpieza y de la nutrición de los minerales, pero falta el efecto del ingrediente activo de la cafeína. El uso no es mucho más fácil, pero no hay problemas de olor fuerte como con el café. Me sorprendió dos veces la pureza y la belleza de dos personas que me confiaron que su secreto consistía en aplicar a menudo «mi» consejo sobre la «Limpieza de la piel con posos de café».

Con bórax

El bórax es un mineral blanco, hidrato de borato de sodio (la fórmula es $Na_2B_4O_7 \cdot 10H_2O$). Este jabón «natural» es recomendado por la doctora Clark.

Compra polvo de bórax (es un polvo blanco que se vende en las ferreterías, como aditivo para soldar). Sin duda, también se puede comprar en tiendas donde se encuentran los productos recomendados de Clark. Si lo compras en la ferretería, ten cuidado de que sea realmente bórax y no un polvo oxidante químico ya empaquetado, que el comerciante llama «bórax» por costumbre. Recientemente descubrí que el bórax se puede comprar fácilmente y a un precio asequible en «Ecosalute» (consulta la página 202: «Productos Clark»).

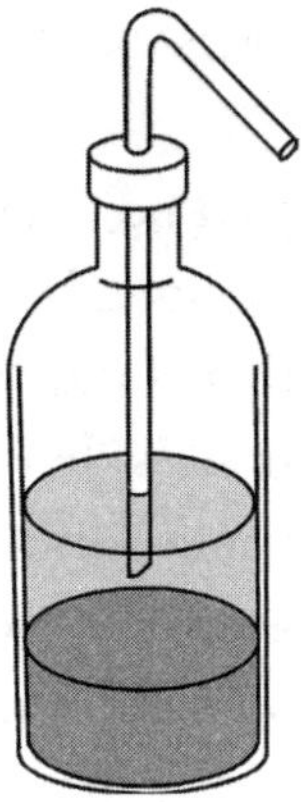

El verdadero bórax tiene un pH extremadamente alcalino (valor de 11 o más), mientras que los polvos industriales tienen un pH más bajo (9-10). Con papel tornasol, verifica el valor del pH de una solución obtenida diluyendo un poco de polvo en un poco de agua.

Se coloca una pequeña cantidad de este polvo en una botella de plástico (una botella blanda, que se pueda aplastar, que tenga un tubo de salida en la tapa). Parte del polvo se disolverá en el agua hasta que lo satures. El tubo debe cortarse o colocarse de modo que su extremo esté en el líquido, pero no en la parte donde no se ha disuelto el bórax *(véase* la ilustración). Utiliza esta solución de bórax para lavarte las manos, la cara y el cuerpo. Cuando el líquido se esté agotando, simplemente agrégale agua, agita la mezcla y se disolverá una nueva parte de bórax. ¡Con un poco bórax se produce «jabón» durante meses!

La sensación de «limpieza» en la piel es muy agradable, además, el bórax funciona muy bien y cuesta muy poco.

Nota práctica: El extremo exterior del tubo tiende a taponarse, porque en contacto con el aire el agua se evapora y el bórax se cristaliza de nuevo. Con unas tijeras para uñas será fácil quitar el bórax solidificado. Si no puedes, desmonta el tubo y sumérgelo en abundante agua caliente: el bórax se derretirá.

Masaje conectivo

Ésta no es exactamente una práctica de limpieza superficial de la piel, sino más bien una limpieza en profundidad. El masaje de tejido conectivo, aunque descubierto por los alemanes, se conoce con el nombre francés de *«palperrouler»*. Fue descubierto en 1929 por una fisioterapeuta llamada Dicke, a quien debían amputarle una pierna por gangrena. Debido a circunstancias administrativas, su operación fue pospuesta durante diez días. Al no tener nada que hacer, se le ocurrió la idea de hacerse un masaje en la piel. En el momento de empezar la intervención quirúrgica, el médico observó que la pierna estaba sanando y decidió no operarla. La fisioterapeuta y el doctor Teirich-Leube desarrollaron la técnica y teoría del *«Bindegeebsmassage»*.

Esta técnica consiste en tomar la piel con la punta de los dedos para levantar un pliegue (un poco como dar un pellizco voluminoso). Este pliegue se avanza, como una ola marina. La ilustración de más adelante muestra la forma en que debe agarrarse la piel. En realidad, el pliegue obtenido por la acción de la mano del terapeuta llega hasta la hipodermis. Esto explica las razones por las cuales este masaje reactiva la circulación sanguínea y la sensibilidad nerviosa, ayuda a la migración de toxinas y a la expulsión del exceso de grasa.

Para comprender el funcionamiento y los efectos beneficiosos y extraordinarios de este masaje, imagina una guía telefónica que puedas plegar a voluntad. Si alguien derrama en sus páginas pegamento o un líquido pegajoso, o si la lista ha estado bajo la lluvia, si intentas doblarla, ya no puedes: se ha convertido en un bloque, las páginas ya no se deslizan. Del mismo modo, cuando las toxinas «pegan» las diversas capas de la piel, ésta se endurece cada vez más, la circulación capilar y linfática se vuelve dificultosa, la celulitis y las toxinas se acumulan, la piel pierde su elasticidad y entre dos áreas duras se crean estrías. La piel ya no respira y las toxinas que no se pueden eliminar se acumulan, causando molestias en los órganos subyacentes. Volviendo a la analogía del listín telefónico, si fuerzas la acción de plegado, las fibras de algunas páginas se rompen, las páginas se «liberan» y, después de un breve momento de «manipulación» del listín, puedes pasar las páginas nuevamente y consultarlas. De la misma manera, tomando la piel en la mano y haciéndola rodar, como si fuera una ola del mar que avanza, las capas se separan y se liberan de las toxinas. Por lo tanto, un masaje de tejido conectivo casi siempre será doloroso. De hecho, doblar la piel crea microesfuerzos, microheridas. Por esta razón, se recomienda dejar pasar al menos de dos a tres días entre dos masajes sucesivos en la misma área del cuerpo.

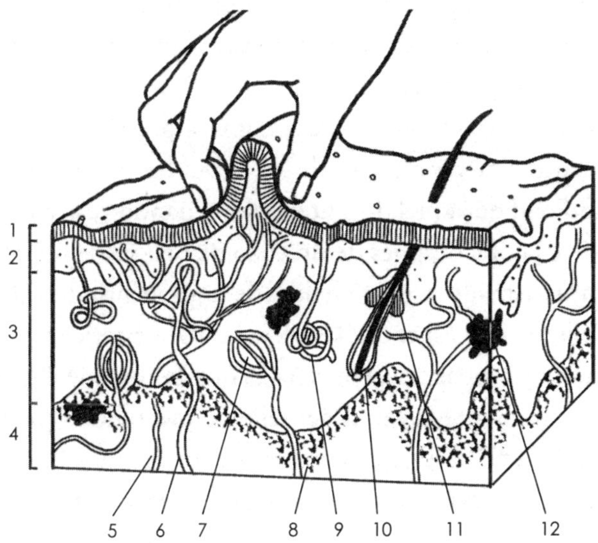

1. Epidermis (estrato córneo)
2. Epidermis (capa granular y basal)
3. Dermis
4. Hipodermis
5. Arterias
6. Venas
7. Corpúsculo de Pacini (sistema sensorial)
8. Grasa
9. Glándula sudorípara
10. Cabello
11. Glándula sebácea
12. Toxina

Sin embargo, la piel recuperará inmediatamente elasticidad y firmeza. Algunas estrías, que todavía estaban rosadas, pueden volverse piel normal nuevamente. Áreas enteras de la piel, que eran blancas y que no cambiaban de color, incluso cuando se pellizcaban o golpeaban, recuperarán el color y la sangre comenzará a circular por los capilares. El efecto sobre los depósitos de celulitis será notable. La práctica de este masaje permite resolver en una o dos sesiones contracturas y dolores en la espalda, hombros o cuello, que duraban desde hacía meses o años. En una sesión de masaje de tejido conectivo, se liberan muchas toxinas. Estas toxinas se eliminan del sistema linfático, que las vierte a través de los ganglios linfáticos hacia la sangre venosa, que se limpiará en el hígado y los riñones. Por lo tanto, es una buena práctica combinar el masaje con la ingesta de drenajes homeopáticos. El mercado ofrece muchos; uno de éstos, muy efectivo, es el Mehyvas (producido por la empresa Iride); se deben tomar 40 gotas al día diluidas en un fondo de agua y mantenerlas durante medio minuto debajo de la lengua. También puedes hacer uso del *Regium Resolutivo.*

En el caso de que el masaje del tejido conectivo no se realizara con el sentido y la lógica del drenaje linfático, es útil realizar el masaje del tejido conectivo seguido de una sesión de drenaje linfático. La demostración de que el masaje del tejido conectivo limpia la piel en profundidad es que a veces, antes del masaje, la piel se ve uniforme y saludable, pero al día siguiente aparecen numerosos granos o forúnculos, que en realidad son pequeños cráteres a través de los cuales las toxinas, expulsadas de la profundidad de la piel, intentan salir. Cuando veas cuán bella y elástica se vuelve la piel después de un ciclo de masaje de tejido conectivo, estarás entusiasmado y convencido de la gran utilidad de esta técnica, que se enseña en casi todas las escuelas para esteticistas y en algunas escuelas de naturopatía. Cabe señalar que la investigación universitaria ha demostrado que la salud del tejido conectivo (la piel) tiene efectos considerables en el funcionamiento de los órganos internos subyacentes y que, viceversa, el funcionamiento de un órgano que sufre tiene tendencia a descargar toxinas en la piel y, por lo tanto, a crear áreas menos flexibles, que necesitará la ayuda del masaje del tejido conectivo.

Quemaduras solares e irritaciones

En caso de quemaduras solares e irritaciones, puedes probar algunos de los siguientes métodos y ver si conducen a mejoras. Prepara una mezcla con el 50 % de sal marina integral y el 50 % de miel integral y extiéndela sobre la piel.

Este compuesto también tiene una acción curativa y calmante contra la picazón.

Intenta tomar baños de agua con bórax. Prueba con tampones de Regulat (de la empresa Niedermaier); es un extracto de frutas y verduras sin alcohol (disponible en farmacias o en algunos herbolarios) compuesto de «enzimas activadas», que ha dejado muy satisfechas a muchas personas que conozco. Personalmente, vi una quemadura solar severa que se curó en una noche después de haber sido humedecida varias veces con este producto.

Limpieza de la próstata

Observar acciones preliminares

Obviamente, este capítulo sólo concierne a los hombres.

La próstata *(véase* la ilustración a continuación) es un órgano ubicado inmediatamente debajo de la vejiga, una especie de nuez que, junto con la vesícula seminal, se contrae en el momento de la eyaculación para «lanzar» el esperma y a través del cual pasa el flujo de orina.

De hecho, se usa para introducir esperma en el conducto deferente del pene y sólo es atravesada por la uretra.

Si notas un flujo urinario reducido al orinar o tienes dificultades eyaculatorias con esperma muy seco, significa que la próstata se ha contraído o hinchado, comprimiéndose por dentro, por lo que tal vez necesites regenerar o restaurar la elasticidad de los tejidos de este órgano

El siguiente consejo proviene del libro de Larry Clapp *(véase* la bibliografía) y produce resultados gratamente sorprendentes.

Para una explicación detallada y completa de estos métodos, puedes comprar el libro (que, por cierto, es barato): harás una excelente inversión, también porque contiene numerosas otras indicaciones útiles sobre la meditación, la dieta y una vida sexual saludable *(tantra).*

Hazte masajes externos en el área de la próstata, acostúmbrate a beber té verde y, sobre todo, realiza el masaje interno de la próstata.

Larry Clapp dice:

> *El masaje directo, acompañado del masaje de los músculos que rodean la próstata, afloja los bloqueos y promueve el flujo libre de sangre y energía. Puede ser realizado por un profesional o un ser queri-*

do (puedes practicar el masaje externo tú mismo, pero se necesita otra persona para el interno). La actividad sexual regular y amorosa también es importante para hacer ejercicio y limpiar la próstata. (Véase Curación de la próstata en 90 días, *en la bibliografía).*

Hay muy pocas personas que tienen una idea clara de dónde se encuentra la próstata. Mira la ilustración a continuación. Entenderás de inmediato lo difícil que es «tocarla» porque está ubicada entre el hueso púbico y el recto.

Por lo tanto, es inaccesible desde el frente (porque está oculto por el hueso púbico), se puede mover un poco al actuar sobre la vejiga, pero también es evidente lo fácil y directamente «accesible» que es a través del ano y el recto (informo que varios osteópatas realizan masajes internos de la próstata).

Para los detalles del masaje y ejercicios físicos, consulta el libro de Clapp.

Aquí hay un resumen (reinterpretado en algunos puntos):

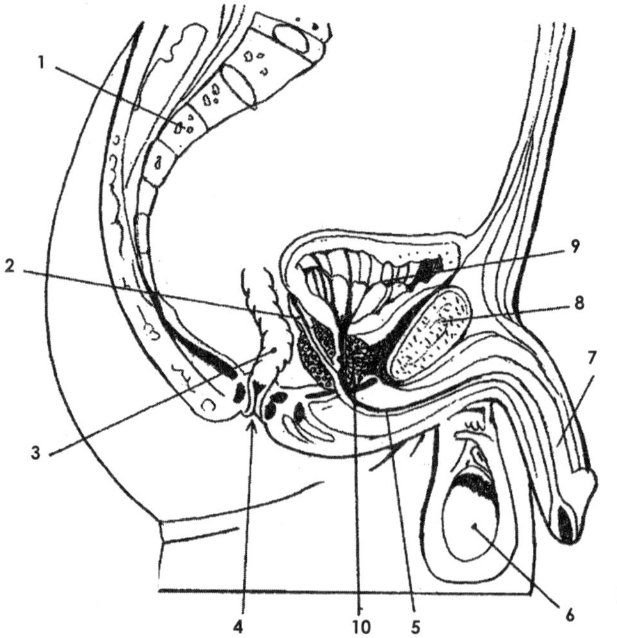

1. Vértebras
2. Vesícula seminal
3. Colon (recto)
4. Ano
5. Uretra
6. Testículo
7. Pene
8. Hueso púbico
9. Vejiga
10. Próstata (área punteada)

Ejercicio de «gimnasia»

Comienza acostado de espaldas. Dobla las piernas extendiendo las rodillas y uniendo las plantas de los pies una contra la otra.

Tumbado sobre la espalda y manteniendo de las plantas de los pies juntas solamente por los músculos de las piernas y por la flexión de los tobillos (los brazos permanecen estirados a los lados del cuerpo), estira y recoge las piernas de seis a doce veces consecutivas, una vez al día.

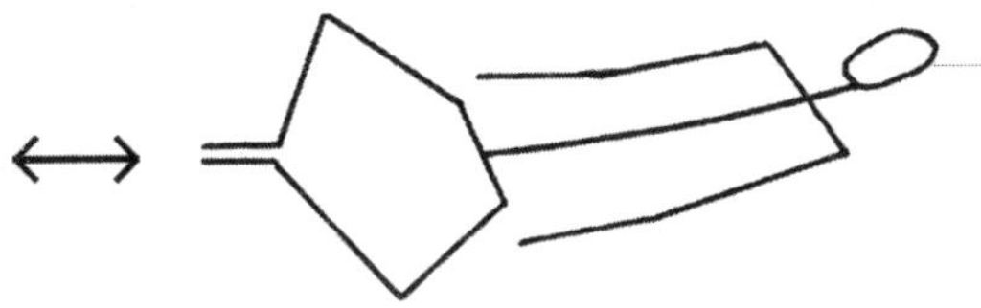

Masaje externo

Después de vaciar el intestino y la vejiga, acuéstate boca arriba, desnudo y con las piernas dobladas, y masajee intensamente toda el área entre el escroto y el ano. Luego, colocando la mano sobre el abdomen, intenta insertar las yemas de los dedos en la parte inferior del abdomen, debajo del hueso púbico (sínfisis púbica), masajea rítmicamente y mueve los tejidos del área tanto como sea posible. De esta manera, actuarás en la vejiga y, en consecuencia, en la próstata. Luego, estirando las piernas, masajea vigorosamente toda el área que rodea el hueso púbico, apuntando con los dedos dentro de la barriga e intenta llegar lo más lejos posible debajo del hueso púbico, con una presión fuerte y constante de las yemas de los dedos.

Ponte de pie, con las piernas relajadas, ligeramente flexionadas (*véase* Divine-Healing), golpéate rítmicamente en el trasero con la parte posterior de los puños. Toca todas las nalgas, dedicándote sobre todo al área entre el ano y el escroto. Escucharás los golpes «retumbar» dentro del abdomen, implicando a la vejiga y a la próstata.

Aumenta la eficiencia del masaje externo agregando un ayuno de dos días. El abdomen y la parte inferior del vientre se limpian de heces. Masajea externamente, con fuerte presión, todo el abdomen inferior, el intestino, el área terminal del colon y el área de la vejiga.

Gracias a este intenso masaje, toda esta área se suaviza considerablemente al tacto y esto ciertamente beneficia la elasticidad de los tejidos de la próstata.

Masaje interno

Aunque la operación no es muy fácil, si tienes los brazos largos y los dedos largos, podrás practicar el masaje interno tú mismo.

Antes de comenzar, ve al baño para descargar el recto (parte terminal del colon) y luego hazte un enema. De esta manera, el recto y el sigmoide se limpian de heces.

Para el masaje, colócate en una posición semisentada, utiliza el dedo índice (al que le habrás cortado la uña), engrasa el área anal con vaselina o aceite e introduce el dedo con o sin guante de látex. Con la punta el dedo (del lado de la uña) sentirá una pared dura y redondeada en el área más distante. Esta «bola» debe masajearse al máximo posible, presionándola, tratando de moverla...

Obviamente, todo es mucho más fácil si estás acostado cómodamente, y te lo hace un ser querido o un terapeuta (un terapeuta que le realizó este masaje a un hombre me explicó que al principio sintió la próstata como un albaricoque, mientras que durante el masaje se suavizó para reducirse, al final de la sesión, al tamaño de dos avellanas...).

Me apliqué estos consejos (porque en la medida de lo posible siempre trato de experimentar lo que recomiendo) y el resultado fue sorprendente: el flujo de orina, que anteriormente era un poco limitado, se volvió tal que a la edad de cincuenta años parecía haber regresado el niño de diez años que fui, capaz de competir «a ver quién llega más lejos»... La sensación, al orinar, es la de vaciar realmente la vejiga, mientras que antes de limpiarla siempre me pareció que permanecía mucha orina…

Me gustaría señalar que algunas escuelas de osteopatía enseñan a los osteópatas este masaje interno.

Los diversos consejos de limpieza de próstata son ciertamente muy efectivos para todos los problemas de infertilidad masculina.

Utilidad de la limpieza de colon

Debido a la proximidad entre el colon y la próstata, las toxinas y los posibles parásitos migran fácilmente a través de las paredes del colon, para acumularse en la próstata y colonizarla. Larry Clapp *(véase* la bibliografía) también insiste en la necesidad de eliminar cualquier brote de toxinas del intestino grueso. Se vuelve esencial aplicar las técnicas de limpieza descritas en el capítulo correspondiente, «Limpieza del intestino», incluida la hidrocolonoterapia o una variante.

Limpieza de la vagina

Obviamente, este capítulo sólo concierne a las mujeres.

Cuando te des un baño salado (consulta «Limpieza de la piel»), toma una pequeña perilla, llénala con la misma agua que la bañera y vacía el contenido en la vagina. Esta perilla se vende en tiendas de atención médica, y está especialmente diseñada para el lavado vaginal.

Repite la operación dos o tres veces, siempre dejando pasar al menos unos minutos entre cada vez.

Esta técnica tan simple tiene efectos excepcionales en los problemas de irritación de toda el área genital femenina y en algunas patologías del cuello uterino.

Una amiga mía me explicó que realiza este lavado cada vez que se baña en la bañera y que también «disfruta» usando los músculos internos de la vagina y el útero, para succionar agua y luego sacarla nuevamente. Este ejercicio también tiene la ventaja de tonificar los músculos internos, con el resultado de una mayor satisfacción en las relaciones sexualcs.

Para realizar un lavado vaginal, también puedes usar el «kit de enema» (mencionado en el apartado «Enema») insertando en el tubo la cánula larga provista para este tipo de lavado.

Limpieza de la sangre

Este procedimiento se inspira en el famoso libro *Il medico di se stesso. Manuale pratico di medicina orientale*, de Naboru Muramoto *(véase* la bibliografía). El autor afirma que es posible regenerar la sangre en diez días. Si tienes análisis «negativos», intenta el procedimiento, vuelve a realizar los análisis y te sorprenderás gratamente.

Todos los ingredientes están disponibles en cualquier tienda de alimentos orgánicos.

Observa una dieta de 7 días, comenzando con una base que consiste esencialmente en vegetales crudos sazonados con aceite de germen de trigo, acidulado de umeboshi y un poco de sal marina integral. Junto con estos elementos, utiliza pan integral de masa agria *(véase Consigli di benessere alimentare* e *Il medico di se stesso*, en la bibliografía). Esto significa que el desayuno también se hace de la misma manera que las demás comidas. Como bebida, elige té bancha.

Después de los primeros 3 días, poco a poco puedes introducir otros cereales integrales (trigo, centeno y arroz, luego alforfón) en las comidas, que puedes cocinar como si fuera arroz, con cuidado de ablandar el trigo y el centeno, dejándolos en remojo 8 horas. También comienza a cocinar (hirviéndolas en agua caliente) una parte de verduras y aumenta la cantidad de sal. También puedes consumir pan untado con una mezcla de pasta de sésamo y hatcho miso (disponible en tiendas de alimentos orgánicos; *véase Consigli di benessere alimentare*, en la bibliografía).

Después de 7 días, continúa agregando todos los alimentos, limitándote a alimentos saludables no industriales y eliminando las carnes rojas, los productos lácteos y los huevos.

Utiliza muchas verduras de hoja verde, ricas en hierro, escaldadas o crudas, dependiendo de cómo las digieras mejor. Para escaldar las verduras, cocínalas durante un corto tiempo (un minuto) a fuego alto en una sartén que contenga un poco de agua hirviendo con sal, removiéndolas de vez en cuando.

Ayúdate con una decocción de hierbas preparada de la siguiente manera: mezcla de ortiga 20 %, abedul 20 %, milenrama 20 %, raíz de bardana 40 %; hierve durante 6 minutos para obtener una decocción bastante concentrada. Filtra la mezcla y bebe una taza por la tarde y otra por la mañana.

Expresándonos de una manera más «occidental», podemos dar la siguiente explicación de la dieta de Muramoto: el pH de la sangre de un individuo sano permanece dentro de valores muy precisos: varía de 7,3 a 7,4. Cuando los análisis de sangre salen «negativos», el hecho generalmente se debe a una alcalinidad excesiva de la sangre (pH superior a 7,4), con una acidez excesiva correspondiente de la orina (pH inferior a 6,8). Una persona no sana tendrá un pH de la orina de 5 o 6 y un pH de la sangre de 7,5 o más. El pH de la orina de una persona muy sana, por otro lado, debe ser de 6,8 por la mañana y entre 6,8 y 7,5 durante el día. La dieta propuesta por Muramoto es en realidad una dieta alcalinizante, que en poco tiempo devuelve la orina a un pH normal y saludable, superior a 6,8 (y que, en consecuencia, reduce el pH de la sangre a un valor normal).

Para darte cuenta del progreso logrado, simplemente verifica el pH de la orina, utilizando un papel tornasol (que se puedes comprar en la farmacia). Al depositar una gota de orina en el papel, éste debe adquirir un color que debes comparar con los colores de referencia expuestos en el paquete. Hay varios tipos de papel tornasol. En la mayoría de los casos, la tarjeta es amarilla y debe volverse verde. Si permanece amarilla, el pH de la orina es definitivamente más bajo de 6,8, es decir, la orina es demasiado ácida.

El proceso de alcalinización puede acelerarse tomando una cucharada de minerales alcalinizantes (por ejemplo, Basenpulver de la empresa Pascoe) disueltos en un poco de agua entre comidas. Cuando los valores del pH se normalizan y permanecen estables, la sensación de bienestar es general.

Limpieza de las articulaciones

Con cloruro de magnesio

Recibí este método por Internet y lo probé, recordando que un amigo mío, hace diez años, era fanático del cloruro de magnesio y me hizo beber un poco. En aquel período, sin embargo, sólo lo probé, sin tomarlo regularmente.

Otra persona, que sufría de dolor constante y generalizado en la espalda y las articulaciones, hizo la misma prueba con un muy buen resultado, ya que después de veinte días de tomarlo me dijo que su dolor en las articulaciones prácticamente había desaparecido.

Procedimiento

Diluye 100 g de cloruro de magnesio en tres litros de agua. Bebe 40 ml de la solución obtenida todas las mañanas (el equivalente a una taza de café).

Creo que el principio del funcionamiento es el mismo que el del sodio ilustrado en el apartado «Método sal/sin sal». Como el magnesio es más noble que el sodio (que es más noble que el calcio), la eliminación de depósitos de calcio no fijados es aún mayor. Parece que el uso de cloruro de magnesio permite restaurar el funcionamiento perfecto de las articulaciones, eliminar los fenómenos de osteoartritis e incluso resolver los dolores del nervio ciático, debido a depósitos anormales de calcio a lo largo de la columna vertebral.

Se recomienda una cura durante un período de al menos 2 x 100 días, lo que equivale a cinco meses de ingesta continua de 40 ml por día.

Además de los numerosos beneficios que ya se encuentran después de unas pocas semanas (disminución del dolor físico y aumento de la eficiencia intelectual y física), el único efecto secundario indeseable es una menor dureza en las heces, que sólo puede molestar a quienes ya sufren de diarrea.

Personalmente, he tenido buenos resultados, pero no he encontrado útil seguir este método durante largos períodos, ya que uso sal marina integral, que ya contiene una buena cantidad de magnesio y el sabor amargo no es muy agradable.

Quienes han aplicado este procedimiento durante muchos años dicen que el magnesio no tiene un efecto negativo sobre el calcio ya fijado en los huesos y, de hecho, a partir de los controles y análisis realizados, parece que estas personas no presentan ningún problema de deficiencia de calcio (osteoporosis o niveles bajos en la sangre). Por el contrario, un suministro de magnesio aumenta la biodisponibilidad del calcio y contribuye a su fijación en los huesos *(véase L'acqua che beviamo*, en la bibliografía).

Observaciones

Hemos notado que esta solución tiende a generar un «hongo» después de dos semanas (aunque se almacene en el refrigerador). Por lo tanto, es mejor prepararlo de vez en cuando, teniendo cuidado de mantener el polvo en un recipiente hermético, ya que, al ser muy higroscópico, tiende a humedecerse excesivamente.

Me gustaría señalar que en las herboristerías y en las farmacias, la ingesta de magnesio se ofrece en diferentes formas (tabletas, ampollas, etc.) y en diferentes formulaciones (quelato de magnesio, citrato de magnesio, estearato de magnesio, etc.). Entendemos que la forma que actúa más rápidamente pero menos a largo plazo es la fórmula del cloruro de magnesio. Las otras fórmulas son asimiladas más fácilmente por nuestro cuerpo y actúan más lentamente, pero duran más. La fórmula de citrato (comercializada bajo el nombre de «magnesio supremo») es muy efectiva y también, si se toma por la noche, promueve un mejor sueño.

El magnesio también se encuentra en grandes cantidades en algunos alimentos: cacao, soja, frutos secos (nueces, cacahuetes, almendras), germen de trigo, cereales integrales (avena, maíz).

En caso de dolor persistente, el uso de *Resolutivo Regium* puede tener efectos favorables *(véase* el último párrafo del capítulo «Limpieza de los riñones»).

Con silicio orgánico

A partir de mis investigaciones y experiencias, me he dado cuenta de la importancia de tomar un complemento de silicio en forma de sílice orgánica. Con los años, nuestra deficiencia de silicio parece aumentar progresivamente debido a nuestra dieta demasiado refinada. Nuestro organismo tiene la capacidad de transmutar el silicio en otros minerales (calcio, potasio); para algunos puede parecer una herejía, pero hay estudios científicos que lo demuestran. La sílice orgánica es fácilmente bioasimilable y tiene un efecto regenerador en tejidos, cartílagos y huesos. ¿Por qué no probarlo? Por ejemplo, la aplicación de sílice orgánico en las rodillas doloridas resolvió el problema maravillosamente después de sólo unas pocas semanas. El mejor producto es probablemente el «G5», creado por Loic Le Ribault, quien también es el descubridor de la importancia del silicio como suplemento alimenticio. En Italia es difícil encontrar el «G5», por lo que también recomiendo otros productos, todos disponibles en la farmacia: Silicea-Silicagel (de la empresa Hubner), que tiene la ventaja de poder aplicarse localmente pero también ingerirse; y Sili-G.E.M (www.ergoshop.it) y Silafit (de la empresa Chimicor), que se pueden consumir por vía oral y con un alto nivel de digestibilidad. Finalmente, hay excelentes pomadas para los resultados obtenidos con aplicaciones locales: Atrosilicium, Artroflexyl, Silicium Flex (en gel). Los dos primeros se venden por correo, Silicium Flex, sin embargo, el menos costoso, también se encuentra en las farmacias.

Con sales minerales

Se ha demostrado que los organismos vivos son capaces de lograr la transmutación biológica *(véase* Louis Kervran y Peter Tompkins en la bibliografía), es decir, transformar químicamente el potasio en calcio, por ejemplo.

Sabemos que las sales alcalinizantes, ricas en magnesio y potasio, son beneficiosas para las articulaciones y los huesos, además de su simple efecto sobre el pH; esto también subraya la importancia de utilizar sal marina entera en lugar de sal refinada.

En general, para facilitar la asimilación y la transmutación, se recomienda combinar el consumo de sales minerales con la ingesta de vitamina C. Recordando que para obtener 1 g de vitamina C se necesitan al menos 30 naranjas, reitero la necesidad de tomar estos complementos alimenticios en forma de píldoras o cápsulas concentradas.

Con inyecciones subcutáneas de solución salina

Después de la publicación de mi libro *Il Sale; rimedio biologicamente universale,* he recibido numerosos testimonios de una desaparición casi inmediata del dolor en las articulaciones después de realizar una inyección subcutánea de 2 x 5 ml de Plasma de Quinton hipertónico.

Limpieza de los pulmones

Por razones obvias, los pulmones no se pueden lavar con líquidos o limpiar con una dieta particular...

Lo único que se puede hacer es respirar de maneras particulares para hinchar mecánicamente todas sus partes, sus alvéolos, y aumentar la dilatación del diafragma.

Sin embargo, la caja torácica también se puede palmear para remover el moco estancado o las impurezas firmes.

Respiración diafragmática

Acuéstate sobre la espalda (boca arriba), coloca las manos sobre el abdomen para sentir sus movimientos hacia arriba y hacia abajo. Inspira por la nariz, imaginando que los pulmones están debajo de las manos, es decir, en el abdomen, o imaginando que estás embarazada. Mientras tanto, olvídate totalmente de que tienes los pulmones en la caja torácica. Así, al inspirar, el vientre se hincha desmesuradamente. La caja torácica permanece casi inmóvil.

Al final de la inspiración, espera dos segundos y luego deja que todo se vaya: el vientre se desinfla y el aire sale por la boca. También utiliza suavemente los músculos abdominales para vaciar completamente el vientre. La espiración va acompañada de una sensación de abandono, de relajación.

Al final de la espiración, espera dos segundos y reanuda la inspiración por la nariz, hinchando el vientre, como se ha explicado anteriormente. Puedes hacer este ejercicio colocando un libro sobre tu estómago *(véase* la ilustración).

Repite el ejercicio diez veces con la misma intensidad.

Luego continúa respirando con el vientre durante unos minutos, pero sin forzar más.

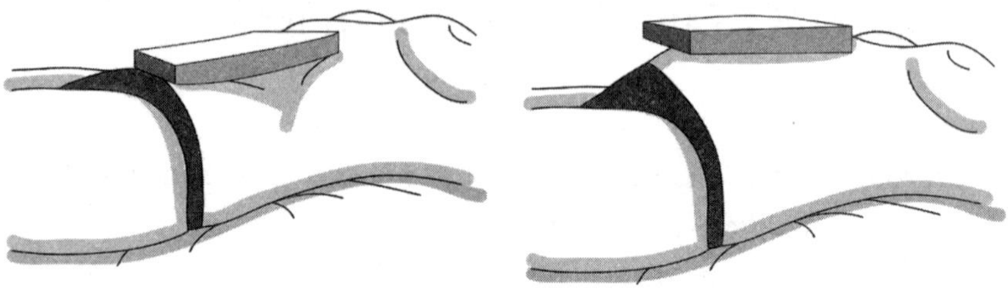

Nota: En realidad, no es que los pulmones estén en el abdomen, es que (mirando a una persona de pie) cuando el diafragma se mueve hacia abajo, avanza y luego empuja al abdomen hacia afuera. Por el contrario, cuando el diafragma sube hacia los pulmones, succiona la barriga. La respiración ocurre debido al hecho de que es el diafragma el que presiona y dilata los pulmones desde abajo, un poco similar a lo que sucede con una bomba de bicicleta, en la cual el aire es bombeado por el movimiento de un diafragma (el pistón de la bomba que se mueve hacia arriba y hacia abajo en el cilindro de la bomba), pero las paredes de la bomba obviamente permanecen inmóviles.

También debe tenerse en cuenta que la respiración natural es la respiración con el vientre, es decir, la respiración diafragmática. Los niños pequeños respiran con su vientre, al igual que los animales en reposo o los adultos cuando duermen, o todos los primitivos o los llamados «primitivos».

De hecho, dejamos de respirar con nuestro estómago cuando comenzamos a dejarnos influenciar por la publicidad (¿alguna vez has visto una modelo con la barriga afuera?), por las películas sobre militares o por los documentales deportivos (barriga adentro, pecho afuera). A esto hay que agregar el condicionamiento de muchas sociedades (incluidas las sociedades occidentales) en las que no se debe mostrar el vientre, porque es el asiento de esa cosa «sucia» que es el sexo (no se puede tocar, no se puede mirar...).

Respiración total

Continúa como en la respiración diafragmática, con la diferencia de que la inspiración ahora se lleva a cabo en tres zonas consecutivas: la primera es el vientre, la segunda el busto y la tercera la parte superior de los pulmones.

Acuéstate boca arriba y respira profundamente, hinchando el vientre. Luego continúa con la inspiración, tratando de usar también los músculos intercostales (es decir, levantando y abriendo la caja torácica) y continúa levantando los brazos (hasta que se estiren sobre la cabeza) para usar la fascia superior de los pulmones (ubicada cerca de las clavículas), que por lo general no está involucrada en la respiración.

La espiración ocurre naturalmente, en una fase de liberación total y lleva los brazos hacia adelante.

Repite el ejercicio varias veces.

Una vez que hayas aprendido esta inspiración en tres áreas, el ejercicio de respiración total se realiza muy bien mientras se está de pie. Comienza desde la posición básica de la Divine Healing *(véase* más adelante) y, manteniendo las muñecas cerca de la parte central del cuerpo, los brazos se levantan gradualmente mientras el abdomen se hincha y los pulmones llenan todas sus partes. Las piernas permanecen ligeramente flexionadas, los pies están paralelos entre sí y separados a la anchura de los hombros.

Mientras estás de pie, puedes realizar una espiración total plegándote y agachándote sobre ti mismo (te encuentras con las piernas dobladas, «sentado» en las pantorrillas), un poco como en la posición en forma de huevo de los descensos de esquí, sólo que en este caso, los codos están atrapados en el vientre, lo que lo obliga a vaciarse totalmente...

Repite el ejercicio diez veces. Luego vuelve a una respiración relajada normal.

Nota: Cuando este ejercicio se realiza muchas veces, es casi seguro que dicha respiración cause mareos o, en casos extremos, una sensación de parálisis. Es un fenómeno normal, debido a la hiperoxigenación. De hecho, generalmente respiramos con menos del 30 % de nuestra capacidad torácica. Cuando lo usamos todo, llega un exceso de oxígeno y gas carbónico y el cerebro se «desequilibra».

No te asustes, después de unos minutos de respiración normal, todo vuelve a ser como antes.

Cuanto más practiques este ejercicio, menos fácilmente aparecerán las molestias y mayor será la eficiencia respiratoria.

Respiración forzada

Para realizar este ejercicio, debes dominar la «respiración completa» sin dificultad. Comienza desde una posición supina acostada.

Quienes practican este ejercicio siempre dicen que es difícil porque permanecen en apnea. En realidad, es todo lo contrario, porque en la apnea permaneces mucho tiempo sin inspirar, mientras que en este caso permaneces sin espirar, mientras continúas inspirando. Así que no hay ninguna razón para sentir la falta de oxígeno, porque continuamos introduciendo oxígeno.

Comienza con una inspiración como la que se describe en la «Respiración total». Al final de la inspiración, no espires, ¡mantén el aire!

Luego inspira con un movimiento rápido del diafragma, hinchando el vientre e inspirando más aire, sin haber bajado la caja torácica de la posición anterior. Continúa sin espirar y aguanta el aire.

Usando el diafragma y los músculos abdominales nuevamente, baja el abdomen y transfiere todo el aire a los pulmones, obligando a la caja torácica a elevarse y abrirse más.

Comienza de nuevo, repitiendo la secuencia varias veces: usando el diafragma y los músculos abdominales, hincha el vientre mientras inspiras, luego baja el vientre nuevamente y transfiere el aire a los pulmones, obligando a la caja torácica a elevarse y abrirse aún más. Hasta ahora no has espirado y continúas manteniendo el aire. Mientras realizas la secuencia, mueve el cuerpo como si fueras una serpiente, para abrir áreas «cerradas» de los pulmones.

Continuando de esta manera varias veces, la caja torácica aumenta cada vez más, la presión del aire en los pulmones aumenta y cada vez la cantidad inspirada será menor.

Finalmente, levanta los brazos para aprovechar la parte superior de los pulmones.

Llegarás al punto en que no entrará más aire en los pulmones y estarán a punto de estallar.

Entonces, puedes soltar el aire y desinflar los pulmones.

Repite todo el ejercicio al menos tres veces.

Con el tiempo sentirás que tienes pulmones nuevos.

Respiración «Divine Healing»

Esta técnica tiene sus raíces en las antiguas técnicas orientales de shiatsu, acupuntura, *hamma*, *do-in*.

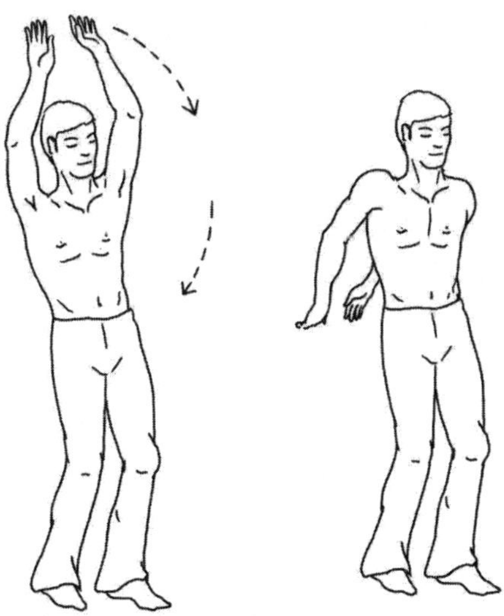

Posición de base

Coloca los pies con los lados internos paralelos y a una distancia igual a la distancia entre los hombros.

Mantén las rodillas ligeramente flexionadas, es decir, desbloquéalas, para dar elasticidad a la pelvis y suavidad al movimiento.

Ejercicio

Levanta los brazos sin ponerlos rígidos, hasta que en la posición alta «choquen» contra la articulación del hombro.

Déjalos descender con un movimiento centrífugo, un poco como si quisieras secar el agua de una ensaladera (imagina que sostienes dos canastas, una en cada mano). En este movimiento, los brazos no hacen ningún esfuerzo muscular, aprovechan la fuerza centrífuga y se levantan un poco por detrás de la espalda, con los omóplatos apretados en la parte inferior de la nuca. Sin interrumpir nunca el movimiento, con fluidez, levanta los brazos en la dirección opuesta, es decir, hacia adelante y hacia arriba. Sigue haciendo esto varias veces. Inspira a través de la nariz cuando los brazos suben. Espira ruidosamente por la boca cuando los brazos caen. Adquiere el hábito de contar en voz alta mientras haces este ejercicio. El número debe decirse (o gritarse) cuando caen los brazos. Cuenta, por ejemplo, de uno a cincuenta, y luego continúa al revés, de cincuenta a uno. Al final de las cien respiraciones, el movimiento debe detenerse gradual y no repentinamente. Contar ayuda a espirar y ocupa el cerebro, que no puede pensar en otras preocupaciones. Este ejercicio se convierte en una hermosa meditación. Los chinos dicen que si haces este ejercicio doscientas veces al día (es decir, de uno a cien y cien a uno), nunca te enfermarás gravemente. La razón es que esta práctica no sólo induce una respiración total y una buena circulación sanguínea y linfática, sino que también estimula todos los meridianos de la medicina china (meridianos de acupuntura, que intervienen para mejorar el funcionamiento de los órganos).

He aquí hay una bonita variación de este ejercicio, que aumenta la sensación de equilibrio, mejora la flexibilidad del cuello, estimula la vista y afloja las manos y las muñecas. Cuando tus manos suban, abre completamente las palmas hacia arriba, como si estuvieras apoyándolas contra un techo que desciende hacia ti. Cuando bajes las manos, dobla las muñecas hacia atrás, como si tus dedos quisieran acercarse a tu espalda. Al hacer esto con las manos, los ojos y la cabeza siguen a las manos en el ascenso. Cuando las manos bajan, la cabeza baja y los ojos bajan para mirar el esternón. Recomienda este ejercicio a las personas mayores que amas. Cuarenta veces al día (de 1 a 20 y de 20 a 1) son suficientes. Si hay dificultades iniciales, minimiza, acepta ejercicios mal hechos o a medias, o tal vez sólo diez veces (de 1 a 5 y de 5 a 1), y luego avanza gradualmente hasta realizar el ejercicio como se describe. Te sorprenderán los resultados.

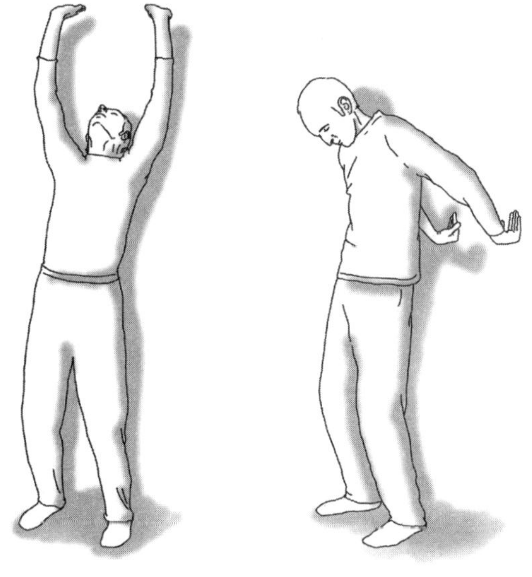

Nota general: Estos ejercicios aumentarán la capacidad pulmonar, abrirán todos los alvéolos. Los pulmones se «regenerarán». Si se realiza en un ambiente saludable (campo abierto, montaña), aportarán un mayor beneficio.

Si el estado de los pulmones no es el mejor, generalmente en el primer período de práctica, habrá tos y eventual expulsión de flema. Obviamente, se recomienda no obstruir los pulmones con «material» externo, como polvo, contaminantes, humos, etc. Si es posible, mejora la calidad de tu aire (no fumes, da paseos por el bosque…).

Respira menos para estar mejor

Con este título provocativo, deseo señalar otra forma de respiración, en la que intentamos aumentar el porcentaje de dióxido de carbono en comparación con el de oxígeno.

Puedo confirmar que este método, descubierto por el médico ruso Buteyko, permite resolver problemas graves de asma (consulta el sitio web www.buteykoitalia.Homestead.com).

Urinoterapia

Muchos lectores se me han quejado diciendo: «¿Por qué no hablas de la urinoterapia?».

Respondo que este libro no está concebido como un manual que enumera todas las curas existentes, sino sólo métodos para limpiar los diversos órganos. Sin embargo, ante la insistencia, aquí hay algunas nociones.

La orina es un líquido particular que tiene numerosas propiedades, enzimáticas, desinfectantes, cicatrizantes, detergentes, etc., aunque contenga material de desecho eliminado del cuerpo. Numerosos laboratorios han intentado «copiarlo», pero no han podido evitar la degradación casi inmediata de las «copias».

La orina es un excelente estimulante de todas las funciones corporales y uno de los mejores desinfectantes existentes en la naturaleza. También se dice que la orina estimula el crecimiento y el renacimiento del cabello (pero probablemente aleje a la pareja...).

He observado que, en caso de lesión, si evitas lavar la herida con agua clorada (del grifo) y usas orina, la curación y la cicatrización son mejores y más rápidas. Inténtalo con heridas pequeñas. La única desventaja es estética: la cicatriz sigue siendo más visible. La razón es simple: nuestro cuerpo no piensa en la estética, sino que se enfoca en reparar la piel y hacerla más firme. Una cicatriz resistente también es más llamativa. Por lo tanto, si te preocupa la estética, no utilices esta técnica en caso de lesiones en partes del cuerpo que estén demasiado expuestas a la vista de los demás. Puedes utilizarla para tus mascotas.

En el caso de las encías que sangran fácilmente, enjuagar la boca con una pequeña cantidad de tu propia orina (y luego escupirla) resuelve el problema en unos pocos días.

Para fortalecer todas las defensas del cuerpo, toma un sorbo todos los días. Evita utilizar la primera orina de la mañana, que es la que contiene la mayor cantidad de material de desecho.

Beber tu propia orina también es útil para ser más consciente de cómo funciona tu cuerpo. Si, independientemente de las ideas psicológicas preconcebidas, la orina tiene un sabor u olor particularmente desagradable, significa que el organismo no funciona correctamente o que la dieta no es buena.

Orina homeopática

Una forma común de crear un remedio para numerosas dolencias de salud es beber un sorbo de orina homeopática 2 o 3 veces al día.

Toma una botella de 1 litro con 1/2 de agua y pon una cucharadita de orina. La botella se agita arriba abajo 50 veces. Luego la vacías completamente en el fregadero. Vuelves a llenarla, pero sólo con agua (1/2 litro), la agitas y vuelves a vaciarla completamente. Repite la misma acción 2 veces más, luego llénala una última vez con 1 litro entero.

De este modo se obtiene un litro de agua dinamizada que sólo tiene la memoria de la orina. Parece magia, pero su poder curativo es muy alto para resfriados, infecciones, amigdalitis, etc. ¡Pruébalo!

Limpieza del sistema linfático

Cuando hablamos de la palabra LINFA, el pensamiento se dirige a los árboles e inmediatamente nos viene la idea de VIDA.

De hecho, la linfa del cuerpo humano es portadora de vida. Es un líquido transparente con una composición similar al plasma sanguíneo, es un líquido intersticial que llena y circula por los pequeños espacios existentes entre las células y no puede ser alcanzado directamente por los capilares sanguíneos. La linfa sirve para nutrir las células (rezumando de los capilares sanguíneos) y para eliminar los residuos (a través del sistema linfático). La linfa también garantiza la hidratación del cuerpo en todas sus áreas.

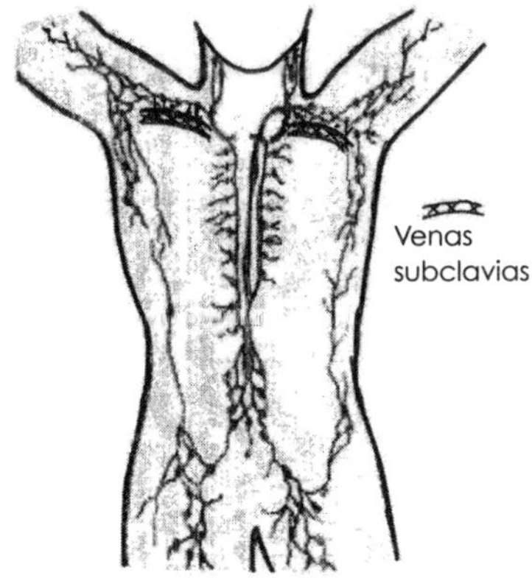

Sistema linfático
(fuente: www.mednat.org)

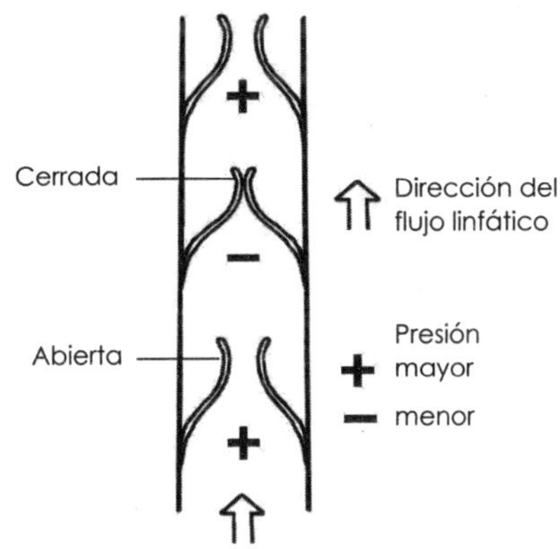

Funcionamiento de las válvulas linfáticas)

El sistema linfático no tiene un «corazón que late». Es un sistema unidireccional que conduce hacia arriba desde la periferia, comenzando con pequeños capilares que se convierten en conductos cada vez más grandes que finalmente fluyen hacia el circuito sanguíneo. En la parte izquierda del cuerpo, la linfa se acumula en el conducto torácico que vierte su flujo en la sangre, en la vena subclavia superior izquierda. En el lado derecho, se acumula en el gran conducto linfático que fluye hacia la vena subclavia superior derecha, que fluirá hacia la vena cava que luego irá al corazón (aurícula derecha).

¿Cómo se eleva la linfa en el cuerpo humano? Del mismo modo que una espiga de cereal se las arregla para subir por la manga de un vestido usado por un ser en movimiento. Los vasos linfáticos están formados por numerosas válvulas que se abren para dejar pasar un líquido bajo presión y se cierran inmediatamente después *(véase* dibujo), impidiendo que pueda volver por la fuerza de la gravedad. El vaso linfático está formado por células que son permeables y permiten que la linfa circundante ingrese al capilar linfático. En el camino de los vasos linfáticos hay numerosos ganglios linfáticos que tienen la forma de una judía y desempeñan el papel de minivertederos de basura: acumulan los deshechos (bacterias o glóbulos rojos muertos o inútiles, células cancerosas muertas, etc.) y los organizan o los destruyen. Los restos finos se introducen inmediatamente por el ganglio linfático en los capilares venosos, los otros, como se ha mencionado anteriormente, se transportan hacia las venas subclavias.

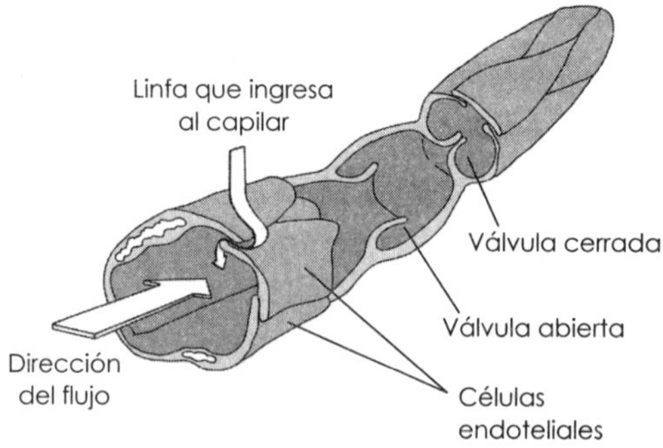

Capilar linfático
(fuente: www.enotime.it)

Casi todos hemos experimentado en nosotros mismos o en un pariente que cuando hay inflamación, uno o más ganglios linfáticos ubicados por encima del área inflamada pueden inflamarse a su vez. Éste es un proceso lógico y natural (¡que no justifica la extracción de los ganglios linfáticos!).

¿Cómo podemos limpiar el sistema linfático?

Hay dos elementos esenciales: la calidad de la linfa depende de la calidad de la sangre. Por lo tanto, para limpiarla, es necesario limpiar la sangre. Así, para este propósito es aplicable la limpieza de la sangre (explicada anteriormente), que consiste esencialmente en una dieta de alimentos crudos vegetarianos durante unos pocos días.

La eficiencia vital de la linfa depende de su circulación. La circulación y el intercambio linfático están directamente relacionados con el movimiento. La espiga, en la manga de una persona muerta, no se mueve, en la manga de un niño que está constantemente en movimiento, sube en un instante. Por lo tanto, es necesario moverse y cuanto más sacudidas y saltos haya, mayor y mejor será la circulación. Correr o saltar a la cuerda son los mejores ejercicios. Para aquellos que no pueden moverse, será necesario un masaje y especialmente un drenaje linfático, que también se puede hacer con maquinaria (presoterapia).

Limpieza psicológica

En mi práctica de difusión y consultoría, he podido observar la importancia de la intoxicación psicológica. Ésta puede deberse a la acumulación de estrés, a las penas sufridas, pero también a problemas heredados de los padres, la familia o el medioambiente.

Técnicas antiestrés para realizar solo

En todas estas técnicas, el compromiso individual es muy importante: da lo mejor de ti, como si tu supervivencia dependiera del nivel de tu compromiso.

Técnica del cojín: Agarra un cojín ligeramente rígido con una mano por uno de sus extremos. Comenzando desde atrás, utilízalo para golpear una cama o un banco con todas tus fuerzas. Al mismo tiempo, grita (debe ser un grito que venga del vientre) «NOOO». No importa que sepas o no a quién diriges ese «No». Si tu entorno no te permite gritar, imita el grito y expresa el «No» con tus pensamientos. Treinta segundos al día de este ejercicio cambiará tu estado de ánimo. Estarás más relajado, menos irascible, dormirás mejor…

Medita: Pregunta en un centro de meditación y, una vez que hayas aprendido la técnica, puedes realizarla tú mismo en casa.

Canta en voz alta (por ejemplo, en el coche). Elige un cantante «gritón» (por ejemplo, Pavarotti, Nannini, Bertè…), pon el CD y canta con él/ella.

Desahógate con esprints mientras corres o vas en bicicleta. Pon toda tu energía en este esfuerzo físico y, si puedes, grita al mismo tiempo.

Grita en la playa, frente al mar, con el sonido de las olas cubriendo tu voz.

Diversas técnicas bioenergéticas *(véase Espansione e integrazione del corpo in Bioenergetica*, de Alexander Lowen, en la bibliografía).

Ho'oponopono: En su libro *Cero límites (véase* la bibliografía), Joe Vitale explica este método de limpieza espiritual. En el libro, la palabra «limpiar» se menciona cientos de veces y «relimpiar» consiste en repetir constantemente: «Te amo, perdóname, lo siento, gracias». Cabe decir que sin siquiera saber a quién te diriges: a ti mismo, a un enemigo, a los interlocutores... No importa, lo que importa es que el subyacente ruido «mental» está conectado a estas simples palabras; entonces todo en la vida se volverá fácil y amable.

Ora: Cuando la oración no se inspira en intereses materiales y se revela una fiesta pura del espíritu, la mente se vacía y los problemas psicológicos se disuelven como la nieve al sol. Orar o cantar como en los monasterios es un excelente ejercicio que brinda paz y serenidad.

Técnicas antiestrés con terapeuta

Las tensiones psíquicas a menudo afectan a los músculos, creando tensiones físicas. Un buen terapeuta puede aliviar estas tensiones mediante el uso de una técnica que causa cierto dolor físico y transforma este dolor en la liberación de un dolor existencial más profundo.

En general, estas «torturas» inducen a una relajación muy profunda y a una sensación de bienestar que perdura en el tiempo o para siempre.

Hay algunas personas para quienes este dolor no es adecuado y para quienes es más conveniente recurrir a las técnicas de relajación indicadas en el siguiente apartado.

Las técnicas que causan dolor son:

- El masaje del tejido conectivo (*véase* página 120).
- La reflexología podal (masaje de pies más o menos doloroso, que también tonifica todos los órganos).
- El *rebalancing* (masaje de tejido profundo, músculos y órganos).
- El *rebirthing*. Esta técnica no causa dolor físico, ya que consiste sólo en una respiración total guiada por un terapeuta, pero es capaz de llevar los traumas y las viejas emociones a un nivel consciente y permite desahogarse.

Técnicas de relajación realizadas por un terapeuta

Las técnicas enumeradas aquí son todas suaves. El riesgo es que generalmente ponen «parches» en viejas heridas, que por lo tanto permanecen latentes y pueden continuar perturbando. Esto también puede suceder con el yoga, la meditación o la oración, cuando la técnica no se transmite en su esencia.

Las técnicas de relajación a veces son tan suaves que eliminan cualquier barrera defensiva y luego la emoción emerge suavemente y puede ser desahogada y eliminada.

Técnicas de agua termal (o caliente)

- Aqua Healing, Watsu, Aqua-Wellness, Oceanic aqua-balanceing, Massage of Atlantis, Coccolotherapy... Son técnicas bastante similares: es un masaje suave realizado a ras de agua, en una piscina de agua termal caliente, acunado en los brazos de un terapeuta. Todos están inspirados en el Watsu, creado por Harold Dull (*véase* la bibliografía). De todos, prefiero el Aqua-Healing, que ha sido diseñado por nosotros precisamente para ser poco invasivo, muy suave y para permitir que las emociones salgan a la superficie.

Técnicas en seco

- Reiki (es un masaje «no masaje», porque las manos del terapeuta permanecen fijas en el cuerpo del paciente durante dos o tres minutos en cada posición).
- Masaje metamórfico o «Metamorfosis» (reflexología muy sutil y delicada).
- Masaje holístico (masaje que involucra todo el cuerpo y funciona tanto física como energéticamente).
- Masaje ayurvédico (masaje indio basado en la medicina ayurvédica y practicado en todo el cuerpo, con el uso de aceites perfumados) y otros tipos.

Técnicas de relajación individual o grupal

Se aprende una técnica en grupo, que luego se puede practicar individualmente.

El yoga, el *Training* autógeno (una especie de autohipnosis de relajación guiada), el taichí (gimnasia armoniosa con movimientos muy lentos que involucran todo el cuerpo) son los principales.

Grupos de trabajo sobre uno mismo

Existen numerosos centros de meditación que ofrecen grupos de trabajo. Estos grupos tienen como objetivo profundizar en tus condicionamientos y liberarte de ellos permitiendo la descarga emocional. Enumero algunos, con una breve indicación de sus principios:

- Constelación familiar (o constelaciones familiares): Se trata de una representación de la familia de origen a través de la cual, mágicamente, surgen problemas familiares que luego se desarrollan. Se realiza en presencia de una docena de personas que aceptan actuar como representantes pasivos de todos los miembros de la familia (que no conocen). Luego, el conductor los moverá o los hará hablar, para permitir que los problemas de la familia salgan a la superficie y se resuelvan. Este trabajo es a menudo indispensable en un proceso de curación.

- El niño interior: Se trata de volver sobre las actitudes de los padres, los defectos o excesos de amor por su parte y recuperar lo que nos perdimos o rechazar aquello de lo que hubiéramos prescindido.
- Tantra del sexo: Se trata de entrar en contacto con los condicionamientos, prohibiciones y tabúes a través de los cuales vivimos el sexo. Con simples ejercicios en pareja, se redescubre la naturalidad y la alegría de una vida sexual saludable.

Entre estos grupos, me gustaría señalar aquello que se agrupa según las directivas de Bruno Groening, de las que hablo en mi libro *Guarire è facile, basta volerlo?* (Edizioni Il Punto d'Incontro). Para entrar en contacto con él, aquí está su sitio web: www.bruno-groening.org/italiano; todo depende mucho de quién organiza el grupo en el que se participa, pero aún hoy las curaciones son frecuentes.

Hay otros grupos de curación que a menudo usan diferentes técnicas. Me gustan de verdad los grupos que usan el canto y especialmente los armónicos *(overtones)*. Busca en Internet las palabras «canto armónico». Esta práctica difunde vibraciones que reequilibran y dan armonía a la psique y a los órganos.

Grupos de meditación

También hay grupos de encuentro, meditación u oración que pueden conducir a estados de bienestar emocional.

En muchas ciudades hay centros de meditación; son muy útiles, porque están al alcance directo del hombre occidental «estresado». En los herbolarios o en las tiendas de alimentos orgánicos puedes encontrar las direcciones de varios centros. Visita uno y, si no te gusta, cambia libremente.

Grupos de socialización

También me gusta incluir en esta categoría tres «grupos» que existen en todas partes y que tienen increíbles cualidades de alivio de tensión:

- Grupos de teatro: Te permiten expresarte plenamente mediante papeles que nunca te sientes autorizado a representar en la vida normal (pero que tal vez desearías representar): una persona enojada, una persona vulgar, una persona atractiva, una persona homosexual, una persona que llora o que ríe, etc. La práctica del teatro te permite tomarte menos en serio a ti mismo y minimizar las situaciones pesadas.
- Grupos de biodanza: Con la danza y con el movimiento del cuerpo se liberan las emociones y se rompen numerosos prejuicios y muchas inhibiciones. Hay varias escuelas, algunas agrupadas en «Río Abierto».
- Grupos de canto o coros parroquiales: estimulan la respiración y la descarga emocional a través de la voz.

Limpieza epigenética

En su libro *Biology of Belief*, Bruce Lipton explica claramente el mecanismo de la epigenética, es decir, de los comportamientos o condicionamientos que recibimos de nuestros padres junto con su herencia genética. Para poder limpiarnos de estos pesos existenciales, podemos aumentar nuestra conciencia o utilizar técnicas, entre las cuales están: EFT, Psych-K, EMDR, que están ampliamente documentadas en Internet.

En el libro *The Key* (Edizioni Il Punto d'Incontro, Vicenza), Joe Vitale explica el método EFT junto con otros nueve métodos.

Segunda parte

NOCIONES GENERALES SOBRE VARIOS ÓRGANOS

Advertencia: Numerosos consejos y notas de diagnóstico provienen del libro de Ohashi *(véase Diagnosi orientale*, en la bibliografía) y de Lu *(véase Curarsi con i cibi*, en la bibliografía). Las notas de Nueva Medicina provienen de mi estudio a este respecto y de la lectura de los libros del doctor Hamer *(véase* la bibliografía). También se puede encontrar una ilustración sencilla de los mecanismos de la Nueva Medicina en mi libro *Me he tratado con la nueva medicina del Dr. Hamer (véase* la bibliografía).

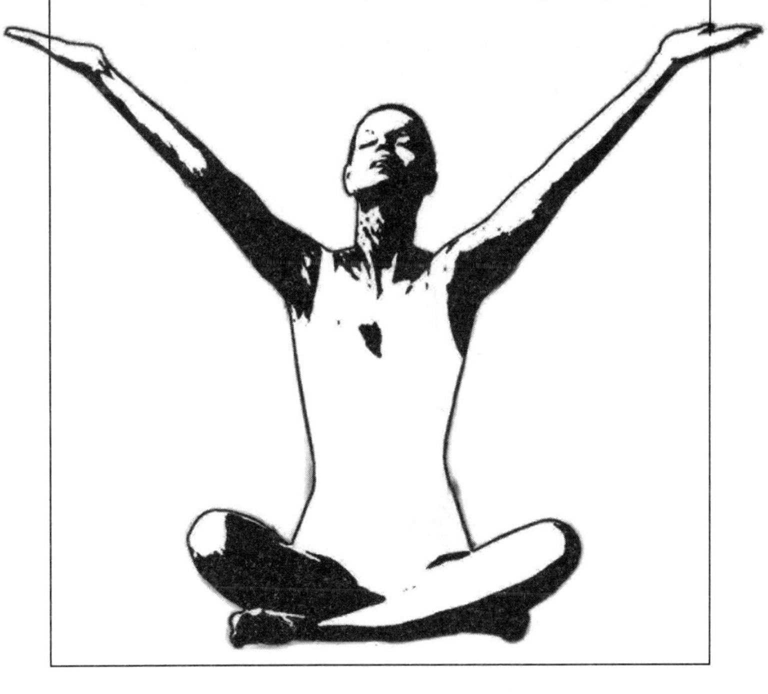

El colon

Las funciones del intestino grueso son la absorción de agua y de muy pocos nutrientes y, sobre todo, la eliminación de desechos del cuerpo. Es importante descargar el colon (es decir, «ir de vientre») una vez al día; de lo contrario, se produce una putrefacción de los desechos y el cuerpo debe gastar mucha energía para combatir las toxinas que tienden a regresar a la circulación.

¡El buen funcionamiento del colon ayuda mucho en el proceso de curación de cualquier enfermedad grave! En algunos casos es indispensable.

La medicina oriental asocia el intestino grueso a los pulmones.

Un déficit de energía en el colon generalmente corresponde a lo que llamamos «intestino perezoso»: sequedad y congestión del tracto basal y bronquial y, por lo tanto, también estreñimiento con diarrea en presencia de fibras. Éstos son trastornos a menudo relacionados con una sensación de decepción o desesperación. El exceso de energía en el colon provocará tos y resfriados asociados a una continua insatisfacción y resentimiento. Este órgano está asociado a la tristeza y el dolor excesivo. Una situación duradera de infelicidad y malestar (por ejemplo, la sensación de impotencia ante grandes injusticias) se reflejará directamente en las funciones del colon. En general, en estos casos uno pierde coraje y determinación y se vuelve derrotista.

Por el contrario, el funcionamiento regular del colon genera ligereza, alegría de vivir y optimismo.

Según el doctor Hamer (Nueva Medicina), el cáncer de colon es causado por un *shock* biológico (un *shock*-evento que te deja sin aliento, que te atrapa de improviso, a contrapié y que experimentas en soledad), debido al siguiente conflicto: si sufres un hecho (un evento, una palabra, una acción, etc.) desagradable, cobarde, sucio y difamatorio.

En general, el tumor se diagnostica como maligno cuando ya ha entrado en la fase de reparación (la persona ha resuelto su conflicto y el tumor en sí se está «curando», es decir, está llevando a cabo un proceso de reparación natural) y, por lo tanto, el órgano también se está reparando a sí mismo... ¡Hay que darle tiempo!

Indicios de posibles problemas de colon

Los síntomas más obvios son estreñimiento y diarrea, que a menudo se alternan. Sentir frío en el abdomen, hinchazón o rigidez en la barriga y dolores de cabeza son síntomas de problemas del intestino grueso. Algunos signos externos son palidez en el área de los ojos y labios hinchados. Un pie hinchado y sensible en la parte de la planta cerca del talón indica estancamiento de las heces. Si, al presionar la carne con las manos en el punto de encuentro entre el pulgar y el índice, experimentas dolor real, probablemente tengas el colon bajo estrés (atención: es normal que todo el mundo sienta un poco de dolor en ese punto). El mal aliento y la sudoración anormal son signos adicionales. Cuando el colon funciona bien, se evacúa con poco esfuerzo e incluso más de una vez al día. El vientre está blando y produce pocos «gorgoteos». Para verificar si tu colon funciona correctamente, cómete una remolacha roja para el almuerzo. Al día siguiente, por la mañana o al mediodía a más tardar, debes producir heces rojas. Si tardas más tiempo o días en ver el color rojo, significa que el intestino va lento y el colon no funciona bien.

Para mejorar el funcionamiento del colon

(*Véase* «Limpieza del intestino»)

Alimentación

Hay principios generales sólidos, pero no hay reglas universales precisas. Las indicaciones varían según el individuo y la posible patología.

Una cosa es segura: se debe evitar el consumo de alimentos en mal estado o podridos. Por lo tanto, se deben evitar las carnes rojas y no orgánicas. También parece comprobado que para muchas personas las verduras crudas son difíciles de digerir y eliminar (deben escaldarse).

Utiliza el sentido común e intenta observar lo que es bueno para ti y lo que no lo es. Por ejemplo, si te encuentras en una situación de bloqueo intestinal, tu dieta debe basarse en batidos vegetales filtrados y debe incluir una ingesta de proteínas animales (yema de huevo, mejor líquida). En situaciones de estreñimiento, la col fermentada es muy útil.

Necesitamos fibra, pero no sólo fibra... Un poco de todo parece una de las soluciones sensatas, pero trata de no mezclar demasiados alimentos diferentes en la misma comida y elegir alimentos de buena calidad (orgánicos, etc.; *véase Consigli di benessere alimentare*, en la bibliografía).

Para resolver una situación de desequilibrio funcional, un método fácil y también placentero es comer arroz integral crudo para el desayuno (antes de las 8:00 h) *(véase* el ayuno energético en la página 35). Toma este desayuno durante 7 días. Hasta el almuerzo (13:00 h) no comas nada, luego para el almuerzo y la cena come lo que quieras. Si el arroz parece demasiado duro, desde el tercer día puedes reemplazarlo por alforfón.

Masajes y gimnasia

Para ayudar al funcionamiento del intestino, haz ejercicios físicos como:

- El masaje de la zona del ombligo, resiguiendo los círculos del recorrido del intestino grueso (en el sentido de las agujas del reloj cuando te miras desde arriba).
- El yoga y la gimnasia hacen que el vientre funcione mejor (por ejemplo, colócate en la posición de la vela, luego deja que las piernas bajen por un lado y luego por el otro), etc.

- Sal a caminar, ve en bicicleta, haz las tareas del hogar durante al menos dos horas al día, siempre tratando de concentrarte en relajar el abdomen, los muslos y el área anal y respirar lenta y profundamente. Este tipo de relajación debe volverse espontánea, y no debes preocuparte por sostener el vientre para evitar que otros lo vean hinchado. Recuerda que para los orientales, el vientre es importante, es el asiento del *hara*, del centro. Ir en bicicleta relajando el estómago es una actividad muy especial y agradable. Caminando con el vientre relajado, uno se siente más en contacto con la tierra. En cuanto a la respiración, al principio puedes efectuarla al ritmo de tus pasos o del pedaleo: es muy agradable y se convierte en una meditación, porque la mente se pierde fácilmente.
- Baila moviendo la pelvis (danza del vientre, danza africana...).

En caso de sangre en las heces

En caso de pérdidas leves, no te asustes: para curar el colon, intenta beber tisana de salvia (es un antiinflamatorio) y consume cubitos de jengibre. Ten en cuenta que, según la Nueva Medicina, un sangrado breve es normal y corresponde a la crisis epileptoide del proceso de curación *(véanse* los trabajos del doctor Hamer y *Me he tratado con la nueva medicina del Dr. Hamer*, en la bibliografía). Si el problema se intensifica o persiste más de cuarenta y ocho horas, consulta a un médico.

Para entender mejor la propia situación

El consejo es mantener un diario de tu alimentación, una herramienta esencial con el fin de comprenderte a ti mismo y ser capaz de personalizar las muchas teorías que circulan actualmente. En este diario debes informar al menos de:

- Lo que comes en cada comida y durante el día.
- El funcionamiento de tu intestino.
- Cómo duermes y cómo te sientes cada la mañana cuando te levantas.

Además, también puedes agregar tus propios deseos de alimentos particulares o «prohibidos», aquellos que notas en tu cuerpo (hinchazón, estado de la piel, de la sangre, etc.). Para comprenderlo, tomarás al menos veinte días de anotaciones y luego, para sacar conclusiones, quizá tengas que buscar la ayuda de otra persona que no esté involucrada emocionalmente (un dietista, por ejemplo).

Entonces podrás identificar el estilo de vida y los alimentos más adecuados para ti.

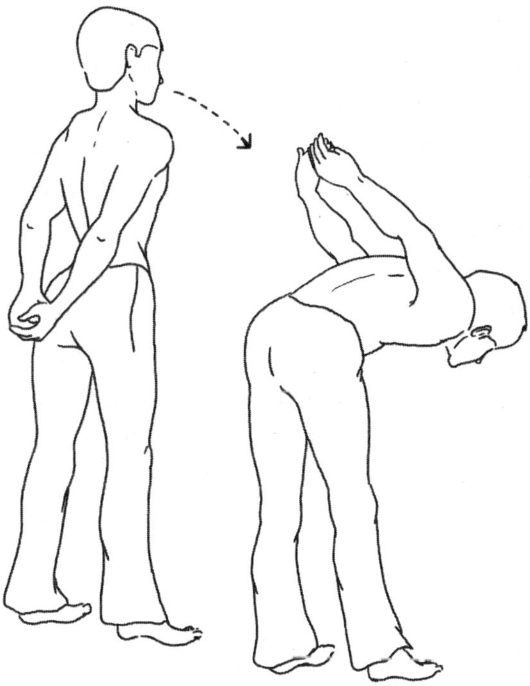

EJERCICIO:
De pie con los pies separados a la anchura de los hombros y las piernas rectas, cruza las manos detrás de la espalda, con la mano derecha cogiendo el pulgar izquierdo. Inclínate hacia adelante, levantando los brazos extendidos lo más posible. Mantén la posición doblada, relaja los músculos y respira tres veces con el vientre. Luego regresa lentamente con los brazos detrás de la espalda. Invierte el agarre de las manos y repite el ejercicio.

Uso del aloe

Nunca he usado aloe y no sé mucho al respecto. Hay doscientas variedades de aloe. Las más utilizadas con propiedades científicamente reconocidas son el aloe vera (nombre científico: *Aloe barbadensis Miller)* y el *Aloe aborescens.* Tienen una acción purificante, regeneradora, antioxidante, curativa y regulan el intestino.

La receta del padre Romano Zago es un batido hecho de hojas de *Aloe aborescens* con miel y un poco de brandy. Se dice que tiene propiedades anticancerígenas.

Personalmente no me gusta mucho el consumo de alcohol. Sin embargo, la razón por la que incluyo el aloe en el capítulo sobre el intestino grueso es que numerosas (realmente muchas) personas que tenían una enfermedad grave en curso, asociada al estreñimiento, me dijeron que la ingesta diaria de 1/3 de un vaso de jugo de aloe (generalmente aloe vera) resolvió el problema y les proporcionó un gran alivio.

Mima tu barriga y vivirás mejor

Es el título de mi libro publicado en 2011. Tiene por objeto el «vientre», su inteligencia, el funcionamiento del sistema gastrointestinal, los parásitos y cómo mimar esa parte de nuestro cuerpo. He tratado de explicar todo lo que puede afectar el colon.

Los pulmones

La respiración es nuestro primer contacto con el mundo exterior. Podemos respirar superficial o profundamente, desde el vientre o el pecho, con el lado izquierdo o derecho. Los pulmones revitalizan la sangre, eliminando dióxido de carbono e introduciendo oxígeno en ella. Por la manera en que respiramos podemos entender cómo encajamos en el mundo y en qué medida absorbemos la energía vital. Si los pulmones no funcionan bien o si respiramos poco aire, nuestra capacidad de acoger la vida en nosotros es menor.

Con la espiración también eliminamos las tensiones. Nuestras capacidades como seres pensantes dependen del buen funcionamiento de los pulmones que, a través de la sangre, dan una cuarta parte del oxígeno absorbido al cerebro.

En los pulmones, el encuentro entre la inspiración y la espiración es el de la vida con la muerte, por lo tanto, está vinculado a la espiritualidad.

Si estos órganos funcionan bien, estamos tranquilos y equilibrados.

Sin embargo, si hay problemas en esta parte del cuerpo, sufriremos desequilibrios emocionales y aprensión.

Según la medicina oriental, los pulmones están asociados al colon (intestino grueso) por el elemento metal, gracias a lo cual se puede lograr la pureza.

Un déficit de energía en los pulmones da como resultado una oxigenación pobre, por lo tanto, mayor facilidad para enfermarse (resfriados, tos seca) y una sensación de pesadez en la cabeza. Un exceso de energía en los pulmones corresponde a energía reprimida, a la presencia de moco, a una tendencia al asma.

Para los orientales, sólo fumar no causa problemas pulmonares. Esto junto con una mala nutrición (especialmente con el exceso de proteínas animales) produce depósitos de ácido úrico en los pulmones, a los que luego se adhieren la nicotina y el alquitrán. También debe tenerse en cuenta que el tabaco de tipo tradicional (cigarrillo que se apaga si no «aspira aire»), se seca al aire libre y no contiene azúcar ni aditivos, sería inofensivo para la salud. Como prueba de esto, existe el hecho conocido de que, en Turquía, mientras sólo había cigarrillos locales, la incidencia del cáncer de pulmón era muy leve; desde que los cigarrillos extranjeros han capturado una gran parte del mercado, la tasa de este tipo de cáncer ha aumentado considerablemente.

Según el doctor Hamer (Nueva Medicina), el cáncer de pulmón (alvéolos pulmonares) es causado por un *shock* biológico (un *shock*-evento que te deja sin aliento, que te atrapa de improviso, a contrapié y que experimentas en soledad) debido al siguiente conflicto: se sufre una descarga de miedo a la muerte (propia o de un ser querido), por ejemplo, a través de una llamada telefónica repentina. En general, el tumor se diagnostica como maligno cuando ya ha entrado en la fase de reparación (la persona ha resuelto su conflicto y el tumor en sí se está «curando», es decir, está llevando a cabo un proceso natural de reparación)... ¡Hay que darle tiempo!

Sin embargo, los problemas con los bronquios se deben al miedo a percibir el territorio propio como amenazado (por ejemplo, un compañero de trabajo nos menosprecia, nuestro hijo no estudia, etc.) o al miedo a morir asfixiado. En la fase activa aparecen los bronquios ulcerados y la sensación de tos seca y ardor; en la fase de reparación, aparece sensación de opresión y tos fuerte productiva.

Indicios de posibles problemas pulmonares

El tamaño de la apertura de las fosas nasales indica nuestro tipo de respiración. Las fosas nasales cerradas indican respiración pobre o insuficiente. La tos, el resfriado y el asma son síntomas de una función pulmonar deficiente. La palidez de la cara de un blanco intenso, o la palidez «sin vida», con las mejillas rojas que se destacan claramente en la cara pálida, puede indicar la posibilidad de que los pulmones enfermen.

El mal aliento, el sudor con un olor muy fuerte, las ojeras debajo de los ojos (manchas oscuras) son signos de una pobre oxigenación del organismo.

Para mejorar el funcionamiento de los pulmones

Esencialmente, debes volver a aprender a respirar profundamente *(véase* más arriba «Limpieza de los pulmones»).

Para algunos, es casi esencial confiar en un maestro o en una escuela, donde se practiquen ejercicios de respiración profunda y alivio de tensión (artes marciales, yoga, bioenergética...).

También puedes seguir el camino del deporte (natación, correr), pero aun así es esencial aprender una técnica de respiración profunda. Los paseos por lugares tranquilos y al aire puro son muy adecuados.

Si los pulmones vuelven a la vida, después de una primera y normal fase de expulsión de flema, comenzarás a sentirte más vital.

Para contribuir a la curación de un resfriado con fiebre

Cuece arroz integral en agua con sal (sal marina integral). Antes de acostarte, bebe una tisana de canela muy concentrada y media hora más tarde cómete el arroz cocido. Espera un cuarto de hora y luego métete en la cama y tápate bien (mejor con un gorro y una bufanda). Si funciona, sudarás por la noche y por la mañana, después de una ducha purificadora, estarás en buena forma.

Inflamación de la garganta

Un remedio que debe tomarse ante el primer síntoma de inflamación de la garganta (o de las amígdalas): 1 litro de agua con 1/2 cucharadita de sal marina integral, con el jugo de 2 limones y 2 cucharadas soperas de miel. Revuelve la mezcla y bébela (y haz gárgaras) a lo largo de todo el día.

En caso de inflamación severa, quizás asociada a la presencia de aftas en la boca, mete en un vaso de agua el objeto de plata más puro posible (brazalete, cubiertos), previamente limpiado con bicarbonato, y déjalo en remojo durante al menos 12 horas. Luego utiliza el agua para enjuagarte la boca y hacer gárgaras. No te tragues el «agua plateada», escúpela. Las inflamaciones se resuelven más rápido.

En caso de estancamiento de moco

Para acelerar la solución de los problemas de estancamiento pulmonar, cambia de posición para dormir (sobre ambos lados, sobre el abdomen y sobre la espalda) y haz ejercicios de gimnasia o yoga con la cabeza hacia abajo. El aliento de vapores de agua tibia con sal (marina integral) y 2 gotas de aceite esencial de eucalipto y la aplicación de cataplasmas calientes (de semillas de lino y mostaza) en los bronquios son excelentes terapias. También es útil dormir poniendo en contacto hojas de col crudas con la piel del pecho, que habrán sido ligeramente aplastadas con un rodillo, para que salga su «jugo». No olvides la indispensable eliminación de los productos lácteos (incluido el yogur).

Para mantener tus pulmones en forma

Alimentación

Evita los productos lácteos y las grasas, es decir, la leche, la mantequilla, el yogur, el queso y los derivados, y el aceite frito y en exceso. En caso de tos que no se resuelve, evita también el pescado azul (sardinas y caballa). La cebolla, el ajo, el repollo, la zanahoria, la coliflor, el pepino y el apio están indicados. La tisana de jengibre es excelente.

Gimnasia

Detente en un paseo al aire libre y respira profundamente con los ojos cerrados durante unos minutos, mejor de cara al sol. Por la noche, antes de acostarte, ventila la habitación para oxigenarla (sólo se tarda unos minutos). Si es posible, duerme con la ventana abierta. Camina, corre, canta. Por la mañana, comienza el día con ejercicios de respiración y abriendo los pulmones.

La bicicleta está indicada porque te permite llegar rápidamente a lugares oxigenados y porque el movimiento de las piernas ayuda al funcionamiento del intestino grueso, que es el órgano asociado a los pulmones; ten cuidado de no usar un manillar estrecho y de respirar profundamente.

La respiración Divine Healing explicada en el capítulo «Limpieza de los pulmones» es un ejercicio muy beneficioso. Será una práctica excelente para las personas mayores que se mueven poco. Enséñales a hacerlo contando del 1 al 20 y luego del 20 al 1. Además, deben seguir sus manos con los ojos, volviendo la cabeza hacia arriba y luego hacia abajo; esto le da movilidad al cuello y mejora la vista. En la página 146 puedes encontrar una descripción completa de esta variante.

Cataplasma caliente

En el caso de un problema constante con los pulmones o los bronquios, puede ser muy útil aplicar cataplasmas calientes como se explica a continuación. Compra bolsitas de linaza y mostaza preparadas en la farmacia o en el herbolario. En una sartén hierve un poco de agua, pon las semillas y mezcla hasta obtener una pasta espesa, gelatinosa y caliente. Espolvorea esta pasta sobre un paño de algodón para hacer la cataplasma, que debe aplicarse sobre el torso desnudo con cuidado de no quemar la piel, mejor interponiendo capas de tela. Mantenla el mayor tiempo posible y siempre caliente. El efecto beneficioso proviene no sólo del calor, sino también del aceite que liberan las semillas.

El corazón y el intestino delgado

Si el corazón y el intestino delgado están en forma, se tiene una sensación de tranquila resistencia física. También aumentan la sensación de alegría y la capacidad de amor incondicional. Te parecerá extraño, pero comenzarás a tener cierto éxito en la vida y serás apreciado por los demás.

Según la medicina oriental, el corazón y el intestino delgado son dos órganos asociados al elemento fuego. El intestino delgado puede reconocer los alimentos y extraer las sustancias esenciales necesarias para producir una buena sangre. También juega un papel muy importante en la asimilación del hierro, indispensable para la oxigenación de la sangre.

Los sentimientos que conectamos naturalmente con el corazón (amor, alegría, confianza y gratitud) fortalecen las funciones del corazón y del intestino delgado.

Si hay problemas con estos órganos, físicamente tendremos dificultades y poca resistencia para hacer ejercicios físicos, y desde el punto de vista psicológico tenderemos a estar tristes y ser pesimistas.

Indicios de posibles problemas cardíacos

Un signo casi seguro de problemas cardíacos es la sudoración en las palmas de las manos.

Otros signos son:

- Sensación de opresión o tensión en la región del plexo solar
- Necesidad de aclarar la garganta a menudo
- Un surco central en la lengua o la lengua muy roja, lisa y brillante
- Un fuerte signo en la parte central inferior de la nariz
- Un pliegue muy notable (una gran arruga) en el punto donde la oreja se une al pómulo *(véase* la flecha 2 en la ilustración de la oreja del capítulo «El bazo, el páncreas y el estómago»)
- Una cara rojiza o muy pálida puede ser otro signo de predisposición a problemas cardíacos

Si jadeas, notas falta de aliento, estás en un estado de tensión crónica, bajo estrés e inquietud, significa que el intestino delgado está estresado y el estómago no digiere bien los alimentos (quizá masticas demasiado rápido o de manera insuficiente).

En estos casos, la cara tiende a enrojecerse, hay una tendencia a la hipertensión y se acumulan las emociones.

Una cara pálida es un signo de anemia, mala circulación y estancamiento sanguíneo y absorción insuficiente de nutrientes por el intestino. Te sientes impotente ante los acontecimientos. Tiendes a marearte cuando te levantas de repente. En estos casos, hay una tendencia a la hipotensión. En caso de problemas cardíacos, la actitud general hacia la vida es más pesimista. Te cansas fácilmente, hay una tendencia a tartamudear, una propensión a los ataques histéricos con risa o llanto. La voluntad de posesión, la falta de armonía y el egoísmo también se pueden observar. En casos severos, se observa lo siguiente: hipertensión e hipotensión, taquicardia, fuerte dolor momentáneo en el centro del tórax, tendencia a jadear después de un esfuerzo no excesivo.

Según el doctor Hamer (Nueva Medicina), las enfermedades del corazón son causadas por un *shock* biológico (un *shock*-evento que te deja sin aliento, a contrapié y que experimentas en soledad) debido al siguiente conflicto: tienes miedo por el órgano en sí mismo, por ejemplo, del desempeño del propio corazón o del de un ser querido, o de sufrir un ataque al corazón real (con un cuchillo, etc.).

La anemia aparece en la fase activa de un conflicto de autodevaluación, la leucemia en la fase de reparación (por ejemplo: no me considero o no me considero lo suficientemente válido para llevar a cabo un proyecto).

En cambio, el ataque cardíaco ocurre durante la fase de reparación de un conflicto en el cual debemos enfrentarnos a un competidor que invade nuestro territorio, en un momento que la Nueva Medicina llama «crisis epileptoide» *(véanse* los trabajos del doctor Hamer, en la bibliografía).

Para mejorar el funcionamiento del corazón

Primera fase de tratamiento

Realiza ejercicios de gimnasia suaves como el Qi Qong, el taichí y camina al aire libre.

Elimina el alcohol de tu dieta, quizá manteniendo un ligero consumo (medio vaso) de vino tinto orgánico o sin tratar en las comidas, en caso de tendencia a la hipotensión.

Elimina las carnes rojas, los huevos, los productos lácteos y las grasas animales.

Consume una cucharada de aceite de semilla de girasol al día *(véase Consigli di benessere alimentare* y *El método Kousmine,* en la bibliografía).

Por la noche, disfruta de actividades tranquilas, como escuchar música clásica o meditación, leer un buen libro, conversar con amigos, beber tisanas relajantes (por ejemplo, de borraja), evitar la violencia en la televisión, etc.

Para la tisana de borraja, hierve las hierbas en agua durante 5 minutos, luego fíltralas. Bebe una taza justo antes de acostarte.

Según la medicina alopática, a menudo se recomienda la eliminación total de la sal. Esta indicación puede ser útil si hablamos de sal de cocina (refinada), sin embargo, numerosos estudios demuestran que es mejor mantener una ingesta normal de sal marina integral *(La cura para todas las enfermedades*, *Consigli di benessere alimentare* y los trabajos de René Quinton), en la Bibliografía).

Segunda fase del tratamiento

Continúa la primera fase cuidando la alimentación y comiendo trigo integral, arroz integral, col de Bruselas, puerro, cebollino, lenteja roja, fresa y frambuesa, verdura cruda fresca, todo siempre de temporada. Utiliza aceite de germen de trigo.

En caso de sangre estancada

Los síntomas son: círculos negros debajo de los ojos, capilares rotos en la superficie de la nariz, labios anormalmente oscuros, encías negras o violetas, dolor de cabeza (*véase* «Limpieza de la sangre», página 133).

Indicios de posibles problemas de intestino delgado

El intestino delgado es responsable de la asimilación de los alimentos. En caso de mala absorción de nutrientes, se produce anemia. Algunos síntomas son cara pálida, poca energía, estreñimiento, apendicitis, dolores de cabeza, manos y pies fríos.

Desde un punto de vista psicológico, incluso si uno es consciente del propio valor, hay una incapacidad para explotar los propios recursos, hay una tendencia a reprimir las emociones.

Según el doctor Hamer (Nueva Medicina), el cáncer de intestino delgado es causado por un *shock* biológico (un *shock*-evento que te deja sin aliento, que te atrapa de improviso, a contrapié y que experimentas en soledad) debido al siguiente conflicto: no se consigue aceptar una situación que se impone (injusticia, anormalidad), por ejemplo, el hijo de un católico anuncia a sus padres que se va a casar con una musulmana divorciada.

En general, el tumor se diagnostica como maligno cuando ya ha entrado en la fase de reparación (la persona ha resuelto su conflicto y el tumor en sí se está «curando», llevando a cabo un proceso de reparación natural) y el órgano también se está reparando a sí mismo... ¡Hay que darle tiempo!

En caso de indigestión

Esto se debe a la presencia de un exceso de alimentos, lo que impide que el intestino asimile o elimine otros alimentos. No comas nada, bebe leche de arroz tibia o un caldo de verduras (mejor fresco). Para cualquier problema del intestino delgado, el mejor remedio es el ayuno. Bebe jugo o tisana concentrada de bardana.

Para mantener tu corazón y tu intestino delgado en forma

Alimentación

(*Véase* arriba en el «tratamiento»).

- Evita las comidas picantes.
- Utiliza cantidades sustanciales pero moderadas de sal marina integral (aproximadamente 15 g al día). Evita absolutamente cualquier cantidad de sal blanca refinada (cloruro de sodio puro).
- Evita bebidas como refrescos gaseosos y azucarados, café, bebidas con alto contenido de alcohol, etc.

En general, las nueces autóctonas son muy buenas para el funcionamiento del intestino. Las nueces son frescas ideales, y se deben comer con su fina película amarga de color marrón.

Gimnasia

1. Sentado en el suelo, cruza las piernas dobladas. Cruza los brazos, colocando la mano derecha sobre la rodilla izquierda y viceversa. Inclínate hacia adelante lo más posible. Una vez que llegues al punto de máxima flexión, permanece en esa posición y respira suavemente, relajando el cuerpo y la espalda con cada espiración. Una

vez que logres la máxima relajación, haz dos respiraciones profundas y finaliza el ejercicio suavemente.

2. Como en el punto 1, pero las piernas están dobladas en la posición de las rodillas estiradas, las plantas de los pies están unidas. Sin cruzar los brazos, cógete ambos pies con las manos y dóblate hacia adelante.
3. Haz actividad física *(véase* la primera fase del tratamiento). El ciclismo es el deporte más adecuado. Dedícate al ciclismo progresivamente, pero usa una bicicleta liviana, que te dará mayor satisfacción.

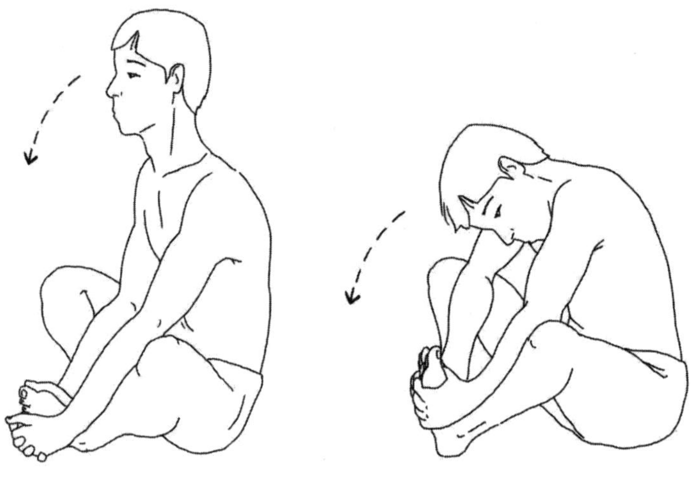

Tratar el hígado

Las condiciones del corazón dependen directamente de las del hígado. Esto también lo confirma la medicina china. Por lo tanto, es necesario evitar sobrecargar este órgano y cuidarlo (especialmente evitar el consumo de alimentos fritos, medicamentos, grasas animales) y eventualmente realizar la «Limpieza del hígado» *(véase* página 55).

El hígado y la vesícula biliar

Si el hígado está en forma, se está menos irascible y se tiene menos mal genio, se es más «amorosamente vulnerable». La asimilación de los alimentos en el intestino delgado es mejor. El sueño se vuelve profundo, las pesadillas menos «trágicas». La sensibilidad al alcohol aumenta drásticamente.

Según la medicina oriental, el hígado es el depósito de energía de nuestro cuerpo, purifica la sangre, produce células inmunes y enzimas digestivas.

La vesícula biliar se considera un compañero muy útil para el buen funcionamiento del hígado. La emoción asociada a estos órganos es la ira: los excesos de ira dañan el órgano, mientras que la felicidad, la calma y la relajación le permiten funcionar de la mejor manera.

Si tienes muy mal genio, es probable que tu hígado esté sufriendo.

El déficit de energía se manifiesta en ojos cansados, poca energía sexual, mal genio y exceso de sensibilidad. El exceso de energía se manifiesta en obsesiones, alcoholismo, hemorroides, hinchazón abdominal.

Según el doctor Hamer (Nueva Medicina), el cáncer de hígado es causado por un *shock* biológico (un *shock*-evento que te deja sin aliento, que te atrapa de improviso, a contrapié y que experimentas en soledad) debido al siguiente conflicto: ocurre un hecho que nos hace pensar que corremos el riesgo de morir de hambre (a menudo es un problema de dinero, o una dieta demasiado rígida impuesta con «terror», también puede tratarse de un recibo de recaudación de impuestos recibido por correo o la prohibición de comer tu comida favorita).

En general, el tumor se diagnostica como maligno cuando ya ha entrado en la fase de reparación (la persona ha resuelto su conflicto y el tumor en sí se está «curando», llevando a cabo un proceso de reparación natural) y, por lo tanto, el órgano también se está reparando a sí mismo... ¡Hay que darle tiempo!

En cambio, los problemas con los conductos biliares están vinculados a un profundo rencor debido a una injusticia o a una traición, a una ira que no se desahoga por completo.

En la fase activa tenemos úlceras en los conductos. En la fase de reparación, ictericia (te pones amarillo).

Tratamiento de limpieza de la vesícula biliar y del hígado

(*Véase* «Limpieza del hígado» en la página 55).

Indicios de posibles problemas de hígado y de vesícula biliar

Dolor en caso de presión en la parte subcostal derecha del cuerpo, al final del tórax. Propensión a sufrir vértigo.

La presencia de dos arrugas profundas en el área del tercer ojo (en el centro de la frente, entre las cejas), pequeñas rayas longitudinales en las uñas de los dedos gordos, un color de piel más amarillo, y el blanco de los ojos más amarillo son diferentes síntomas de sufrimiento del hígado.

Un síntoma muy obvio de sobrecarga hepática se encuentra en el cabello: caspa y caída excesiva.

En casos agudos, experimentaremos dolor, que puede ser insoportable, en la parte inferior (media y derecha) del pecho o la espalda.

Las heces blancas son señal clara de que la vesícula está obstruida con cálculos biliares. En este caso, es urgente llevar a cabo el tratamiento descrito anteriormente en «Limpieza del hígado».

Para mantener el hígado en forma

Alimentación

Los peores enemigos del hígado son las drogas y los productos químicos (incluidos el alcohol y el café). Luego, todos los tipos de grasas y aceites (animales) cocinados o fritos deben eliminarse drásticamente. Un poco de aceite (orgánico) de calidad para aderezar la ensalada no hace daño. Para los carnívoros, preparar carne magra a la parrilla.

Una cucharada de aceite de oliva de excelente calidad (o de semillas de girasol orgánicas), todas las mañanas con el estómago vacío, mantiene el hígado en excelente forma.

También hay que evitar tomar bebidas frías. La dieta puede ser variada: cereales integrales, verduras, algas (wakame), pescado. Utiliza sal marina integral. No consumas demasiadas legumbres (soja, frijoles, etc.).

Para aliviar el hígado, necesitas comer menos: levántate de la mesa con un poco de hambre.

Gimnasia

Sentado en el suelo, abre bien las piernas. Levanta los brazos por encima de la cabeza y luego inclínate hacia adelante, tratando de tocarte los dedos de un pie con los de las dos manos. Una vez que llegues al punto de máxima extensión, permanece en esa posición (si puedes, agárrate los dedos del pie con los de ambas manos), respira suavemente, relaja el cuerpo y la espalda cada vez más con cada espiración. Después de la máxima relajación, haz dos respiraciones profundas.

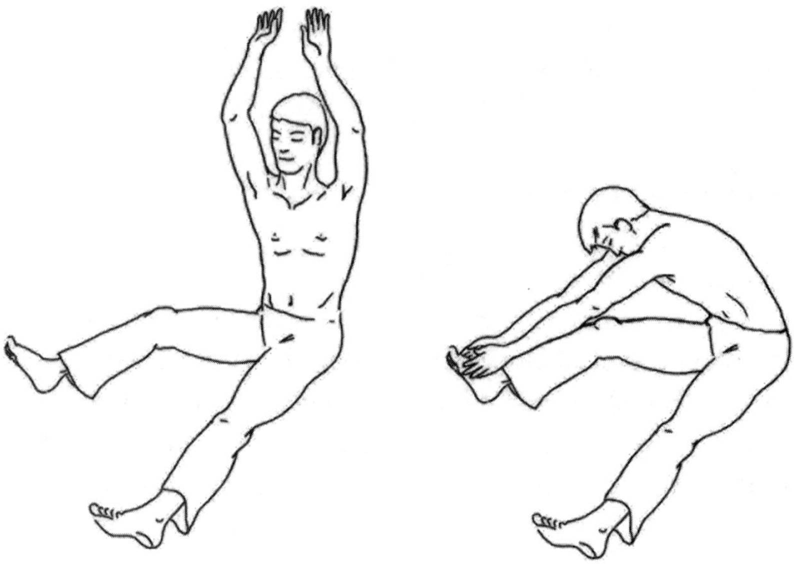

Repite los movimientos con la otra pierna y termina el ejercicio suavemente.

Compresa caliente

En el caso de un problema hepático constante, puede ser muy útil aplicar compresas calientes como se indica a continuación. Toma una bolsa de gel azul que se usa para congeladores y caliéntala en agua caliente o en el radiador. Póntela en el área del hígado y del estómago durante al menos durante 20 minutos (evitando quemar la piel) 1 o 2 veces al día.

Este sistema aumenta el nivel de energía de una persona enferma o que sufre.

Los riñones

Si los riñones están en forma, hay una sensación de ligereza física, de confianza en la vida y en los demás, los temores desaparecen y se produce una sensación de desarrollo y expansión.

Según la medicina oriental, los riñones están asociados a la vejiga. Si tienes problemas con una, a menudo tienes problemas con los otros. Los riñones son los órganos responsables del «filtrado». Por lo tanto, si no funcionan bien, tendremos dificultades en nuestra vida para distinguir lo bueno de lo malo; nuestro juicio será pobre y lucharemos para resolver problemas del pasado lejano y reciente, ya que no podremos identificarlos claramente.

Por lo tanto, a menudo tendremos miedo de lo que otros pueden hacernos y de nuestros propios errores. Nos sentiremos víctimas de la vida.

Físicamente, demostraremos una gran sensibilidad al frío. En el caso de problemas renales no tratados, experimentaremos pérdida auditiva.

Según el doctor Hamer (Nueva Medicina), los problemas renales son causados por un *shock* biológico (un *shock*-evento que te deja sin aliento, que te atrapa de improviso, a contrapié y que experimentas en soledad) debido a los siguientes conflictos:

- (Túbulos colectores): Nos encontramos en una situación en la que nos sentimos prófugos, por ejemplo, debemos hacer frente a un desalojo, a una hospitalización repentina, a un despido, etcétera.

En la fase activa tenemos el llamado «bloqueo renal», y en la fase de reparación orinamos mucho y nos deshinchamos.

- (Tejido del parénquima): Nos encontramos frente a un conflicto en el que existe una amenaza vital por líquido (ahogamiento, avalancha, gotero de suero, etc.). En la fase activa tenemos problemas de hipertensión, en la fase de solución tendremos quistes renales primero líquidos y luego endurecidos.
- (Pelvis renal): Se sufre una acción que no nos deja alcanzar o marcar nuestro territorio (por ejemplo, un deslizamiento de tierra que te impide llegar a tu propia casa, o una epidemia que te impide ir a trabajar, o tu pareja se vuelve «inalcanzable»). En la fase activa, hay espasmos, cálculos renales y no se puede orinar, y en la fase de reparación tenemos cólicos renales.

Indicios de posibles problemas en los riñones

La rigidez general del cuerpo, un área más oscura, con pliegues e hinchada debajo de los ojos y las orejas rojas pueden indicar un mal funcionamiento de los riñones. Dolor en la planta del pie si estás de pie y parado durante mucho tiempo. Hinchazón debajo de los ojos al despertar. Actitud general más contraída, menos serenidad en la vida. En casos severos: aparición de dolor de espalda frecuente (justo por encima de la cintura), que tiende a extenderse anteriormente.

Una tendencia a la sudoración constante y excesiva en todo el cuerpo puede deberse a una disfunción renal.

Los trastornos renales pueden estar asociados a un pH irregular de la orina. Recuerda que el pH siempre debe tener un valor superior a 6,8 *(véase* el capítulo «Limpieza de la sangre»).

Generalmente, para ajustar el valor del pH, se utilizan minerales alcalinizantes, que, sin embargo, podrían crear depósitos en los riñones.

En caso de problemas renales, es mejor corregir el pH con la ayuda de alimentos alcalinizantes y simultáneamente tomar vitamina C.

Para mejorar el funcionamiento de los riñones

Primera fase de tratamiento

(*Véase* el método simple en la página 47)

Segunda fase del tratamiento

(*Véase* «Método sal/sin sal» en la página 48)

En caso de crisis de dolor en los riñones

(*Véase* el método de Treben en la página 49)

En caso de cólico renal

Inmediatamente toma 20 g de sal amarga (*véase* «Limpieza del hígado») y si es necesario toma otros 20 g después de dos horas. Durante este tiempo y hasta dos horas después, no comas nada y bebe sólo agua mínimamente mineralizada.

Para mantener los riñones en forma

Alimentación

Consume legumbres (judías, habas, guisantes, lentejas, garbanzos, y mucho azuki). Cómelos preferiblemente en el almuerzo del mediodía (para evitar problemas de flatulencia nocturna). Utiliza cantidades suficientes de sal marina integral. Evita absolutamente cualquier cantidad de sal blanca refinada (cloruro de sodio puro).

El consumo de carne hace que los riñones se contraigan.

Bebe aproximadamente 1,5 litros de agua al día con un residuo seco de menos de 50 mg/l. Beber grandes cantidades puede cansar los riñones. Beber muy poco promueve la aparición de cálculos renales.

Evita las coles de Bruselas, los espárragos y el cacao.

La cebada y el alforfón son los cereales adecuados para los riñones.

También come algas (kombu, hijiki y nori) en cantidad. Puedes cocinarlas con legumbres: disminuirán el efecto de la flatulencia.

Aprovecha el jengibre en tu cocina.

Evita bebidas como el zumo de naranja, la cola, bebidas con alto contenido de alcohol, el café, etc.

Gimnasia

1. Sentado en el suelo, estira las piernas hacia adelante, inclínate hacia adelante sobre las piernas e intenta agarrarte los dedos de los pies o alcanzar los tobillos con las manos. Una vez que llegues al punto de máxima extensión, permanece en esa posición, respira suavemente, relaja el cuerpo y la espalda con cada espiración. Una vez que logres la máxima relajación, haz dos respiraciones profundas y finaliza el ejercicio suavemente.
2. De pie, ponte en la posición básica del Divine Healing *(véase* la página 145), luego:
   a. Realiza 7 respiraciones totales *(véase* la página 143) y lentas, luego frótate las manos vigorosamente una contra la otra. Aplica las manos directamente sobre la piel de la zona del riñón y visualiza la energía beneficiosa que pasa de las manos a los riñones.
   b. Con los puños cerrados, golpea la espalda en el área del riñón con el dorso de las manos.
   c. Realiza el masaje del tejido conectivo *(véase* la página 120) en el área del riñón.
3. Hazte un masaje de tejido conectivo (espalda y riñones).

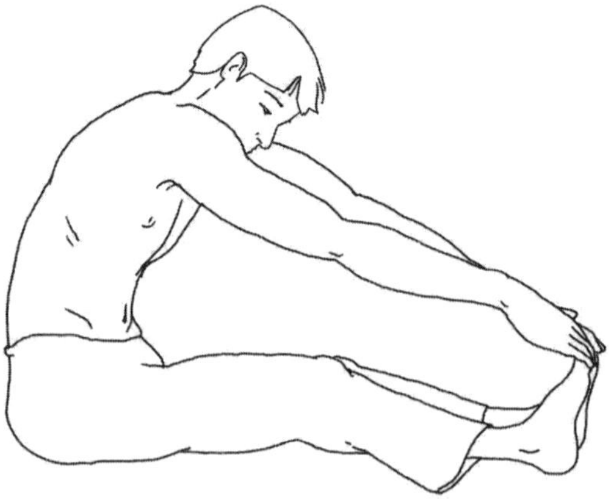

El bazo, el páncreas y el estómago

Limpieza del estómago

Creo que todos hemos visto perros o gatos que vomitan al ingerir hierbas particulares; lo hacen para expulsar las madejas de pelo que se atascan en el estómago. Asumiendo que el vómito en sí mismo no es bueno, ya que provoca el escape de jugos gástricos y ácidos corrosivos hacia el esófago y la boca, el vómito provocado puede tener su utilidad. Si has comido alimentos en mal estado o tóxicos, el «ordenador del estómago» envía una señal que espontáneamente provoca vómitos o te pide que induzcas el vómito. Cuando nos encontramos en esta situación, a menudo, en lugar de vomitar, forzamos al cuerpo a continuar la digestión y nos sentimos mal durante un día o dos, mientras que, si vomitamos, inmediatamente después nos sentimos aliviados y en buena forma.

El vómito se usa en los rituales de purificación, por ejemplo, el Panchakarma de los practicantes de yoga o la Ayahuasca de los indios sudamericanos. Con los vómitos, no sólo se expulsan las impurezas «atrapadas» en el estómago, sino también la basura existencial contra la que luchamos para deshacernos de ella. Por lo tanto, el vómito también es parte de la «limpieza psicológica» que menciono en la pág. 116 y siguientes, y si se practica en el contexto de un ayuno o un ritual, no tiene efectos corrosivos.

Algunos consejos:

Si deseas provocar un vómito «terapéutico», hazlo con el estómago vacío: bebe un vaso de agua caliente con una cucharada de sal marina y una cucharadita de bicarbonato de sodio; el estómago debe tener el reflejo de vómito ante la salinidad excesiva y el bicarbonato de sodio neutralizará la acidez. Si el vómito no llega espontáneamente, con el mango de un cepillo de dientes (o con una pluma o con el dedo) tócate la úvula de la parte inferior de la garganta y eso provocará el reflejo del vómito. Inmediatamente después de vomitar, enjuágate la boca y bebe un poco de agua.

Si tienes el estómago lleno y sientes que tienes que vomitar para deshacerse de un alimento tóxico recién ingerido, bebe un vaso de agua con dos cucharaditas de bicarbonato de sodio y luego induce el vómito como se indica anteriormente. El bicarbonato de sodio disminuye el efecto corrosivo. Debes saber que una práctica de ayuno de al menos tres días debería ser suficiente para limpiar el estómago. Si tu estómago y tu bazo están en forma, te sentirás más liviano, comprenderás mejor el mundo y las dificultades que surgirán. Te sentirás más arraigado en la realidad social. Tendrás más voluntad y más sentido común. Cabe señalar que el llamado «dolor en el bazo», que se siente durante los esfuerzos deportivos, no se debe al bazo, sino a la presencia de gas en la curva del giro que el colon describe debajo del páncreas. El bazo se encuentra mucho más atrás, casi por encima del riñón izquierdo.

Para resolver este problema, generalmente es suficiente dejar de correr, masajear el área dolorosa haciendo grandes círculos con los dedos y respirar profundamente con el diafragma para mover el aire atrapado.

Según la medicina oriental, el bazo y el páncreas constituyen un órgano energéticamente único.

También están asociados al estómago y, junto con él, forman parte del elemento tierra.

Las funciones conectadas a estos órganos son el gusto, el análisis y el razonamiento. Si estos órganos funcionan bien, se está animado, se es concreto, se tiene una tendencia a tomar acciones útiles para la sociedad. Si, por otro lado, hay problemas con estos órganos, nos sentimos pesados, analizamos demasiados hechos y comportamientos, terminamos perdiéndonos en el razonamiento, somos intransigentes y poco sociales o demasiado complacientes y siempre insatisfechos.

Hasta hace poco, la medicina alopática oficial atribuía poco uso al bazo, que se extraía fácilmente por medio de la cirugía.

Indicios de posibles problemas de bazo y páncreas

Trastornos menstruales, impotencia, sensación de frío o sensación de pesadez en las extremidades. Tendencia a tener las articulaciones de las manos y los pies hinchadas o deformadas.

Piel de los pies como «pulida» o agrietada. Dolor en el borde interno del pie (desde el dedo gordo hasta el talón).

El exceso de comprensión o indulgencia hacia uno mismo y hacia los demás.

Según el doctor Hamer (Nueva Medicina), el cáncer de páncreas es causado por un *shock* biológico (un shock-evento que te deja sin aliento, que te atrapa de improviso, a contrapié y que experimentas en soledad) debido al siguiente conflicto: sufres un evento (palabra, llamada telefónica, hecho, acción...) que te priva de un «bocado» que ya «anticipábamos» (por ejemplo, una herencia no recibida, etc.).

En general, el tumor se diagnostica como maligno cuando ya ha entrado en la fase de reparación (la persona ha resuelto su conflicto y el tumor en sí se está «curando», llevando a cabo un proceso de reparación natural y, por lo tanto, el órgano también se está reparando)... ¡Hay que darle tiempo!

Los problemas del bazo están relacionados con un conflicto con la sangre (por ejemplo, sangrado severo visto o sufrido). En la fase activa tenemos una disminución de los trombocitos (trombocitopenia). En la fase de solución tenemos esplenomegalia (bazo agrandado), que sólo en casos graves debe eliminarse parcialmente.

Hallux valgus

Esta «peculiaridad» es típica de las personas con trastornos del bazo.

A menudo hablamos de herencia, pero sería mejor hablar de predisposición hereditaria.

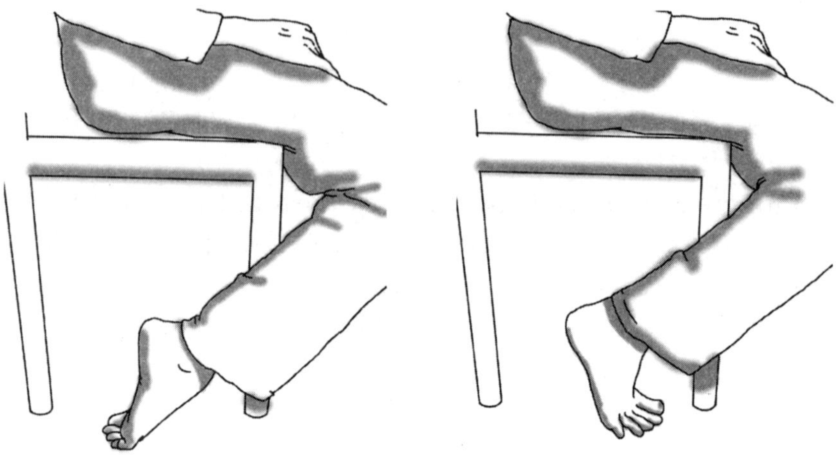

Se trata de un problema típico de personas muy insertadas en la vida social, que hacen más por los demás que por sí mismas, pero en el fondo siguen insatisfechas. Identificado a tiempo, puede tratarse con un poco de «egoísmo saludable», con sandalias de tiras, con zapatos que no duelan y con un ejercicio que consiste en soportar, al sentarse en una silla, el peso de las piernas dobladas hacia atrás cerca de los pies de la silla, con la punta (es decir, en las primeras falanges) de los dedos doblados alternativamente hacia adelante y hacia atrás *(véase* el dibujo). Personalmente, he observado dos casos de «curación milagrosa» del hallux valgus.

También he visto casos en los que la cirugía ha resuelto el problema muy bien (aunque en otros dos casos una operación fallida empeoró la situación).

Marca en la oreja

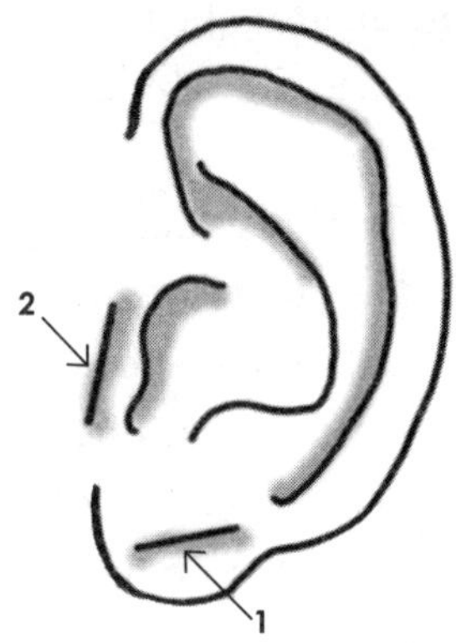

Si hay una señal de una línea recta (pliegue retráctil) en el lóbulo de cada una de las orejas, como se indica en la ilustración, puede ser una advertencia de que se debe tratar el páncreas o una señal de que hay un problema con el páncreas. En este caso, cuida tu alimentación. Ten en cuenta que esta señal a menudo puede confundirse con la causada por el uso frecuente de pendientes pesados, incluso si su inclinación es ligeramente menos vertical. Recuerdo que la señal «2» corresponde a posibles trastornos circulatorios *(véase* «El corazón y el intestino delgado»).

Indicios de posibles problemas en el estómago

Dolor en caso de presión en la parte central izquierda debajo del plexo solar, al final del tórax.

Tendencia a comer demasiado o muy poco, deseo de comidas o bebidas frías, carbonatadas y azucaradas.

Tendencia a estar siempre apurado o ser neurótico.

Si los labios están agrietados, o si tienen el borde rojo y dolorido, puede ser un signo de un problema del estómago.

También una lengua que siempre está excesivamente blanca es una indicación de posibles problemas estomacales. Una lengua sana debe tener una pátina blanca muy ligera.

Las heces malolientes indican una mala digestión, que puede estar relacionada con problemas estomacales.

Los surcos transversales en la uña del dedo gordo indican una dieta irregular con mala digestión, que a menudo ocurre con acidez estomacal.

Según el doctor Hamer (Nueva Medicina), los problemas estomacales son causados por un *shock* biológico (un *shock*-evento que te deja sin aliento, que te atrapa de improviso, a contrapié y que experimentas en soledad) debido a los siguientes conflictos:

- En el caso del píloro, la curvatura pequeña y el bulbo del duodeno, hay un evento de oposición «territorial» (por ejemplo, un vecino, un compañero de trabajo, un pariente intrusivo...) que causa un fuerte resentimiento y enojo, en una situación que estamos tratando de digerir. En la fase activa tenemos una úlcera, y en la fase de reparación tenemos sangrado y diagnóstico de «tumor ulcerativo».
- En el caso del resto del estómago (incluida la curvatura grande) y el duodeno (excepto el bulbo), se sufre una situación desagradable que se repite y es pesada, lo que provoca desilusión, impotencia, depresión. En la fase activa hay pesadez en el estómago, en la fase de reparación hay náuseas, vómitos, dificultad para digerir.

Tratamiento de restauración del equilibrio estomacal

Los problemas estomacales se deben al exceso de acidez. Por lo tanto, es necesario eliminar todos los alimentos ácidos (frutas, vinagre, azúcar, bebidas gaseosas) de la dieta. También evita las comidas picantes.

Un tratamiento de emergencia implica el uso, como bebida, de té bancha o té de jengibre; como condimento, se utilizará el acidulado umeboshi (que en realidad es alcalino) o la salsa de soja, y se evitará la carne como alimento, dando prioridad a los cereales y prefiriendo el arroz integral, el mijo y la calabaza muy cocidos.

El consumo regular de caldo de miso a menudo resuelve problemas de acidez o úlceras. Diluye una cucharadita de hatcho miso en una taza de agua hirviendo (disponible en tiendas de alimentos orgánicos, *véase Consigli di benessere alimentare*, en la bibliografía).

La salivación también debe aumentarse considerablemente. Para esto, será necesario masticar mucho más la comida y durante el día puedes mantener el hueso de una ciruela en la boca o masticar una goma de mascar sin azúcar (¡pero es mejor elegirla azucarada en lugar de envenenada con el edulcorante aspartamo!). Todos los alimentos vegetales, las algas y la sal marina integral fortalecen el estómago y el bazo, ya que contienen muchos minerales que enriquecen el elemento tierra del que forman parte estos órganos.

Para mantener el bazo, el páncreas y el estómago en forma

Alimentación

Aplícate lo más posible la información sobre el tratamiento de recuperación.

Aprende a masticar mucho más los alimentos.

Consume alimentos integrales (ricos en minerales). Se recomienda la col rizada. Para activar el estómago, es mejor comenzar la comida con alimentos calientes o sólidos.

El alimento más saludable para el bazo es la calabaza (también sus semillas son excelentes). De fruta, elige el melón (las semillas también son excelentes). En cuanto a los cereales, el mijo es muy útil (hazte un «mijotto» similar al «risotto»), todo siempre de cultivo orgánico.

Evita el azúcar blanco refinado y las bebidas azucaradas. Como sal, utiliza sólo sal marina integral (la reconocerás fácilmente, porque es un poco gris y siempre permanece un poco húmeda).

Gimnasia

Siéntate con ambas piernas dobladas sobre los talones y déjate caer hasta que la espalda y la cabeza descansen en el suelo. Estira los brazos por encima de la cabeza y descánsalos en el suelo. Relájate y respira profundamente tres veces *(véase* la figura de la página siguiente).

Al principio, este ejercicio a menudo parece imposible de realizar, una especie de tortura china. Comienza colocando un cojín grande debajo del trasero entre los talones abiertos y prepara otros cojines para apoyar la espalda y la cabeza. Con el tiempo podrás prescindir de los cojines.

Al principio, empieza con los brazos a lo largo del cuerpo, ayúdate apoyándote con las manos para ponerte en la posición estirada hacia atrás y sólo después estira los brazos por encima de la cabeza como se ilustra. Luego puedes comenzar con los brazos desde arriba. Este ejercicio es excepcional para los meridianos del bazo y del estómago.

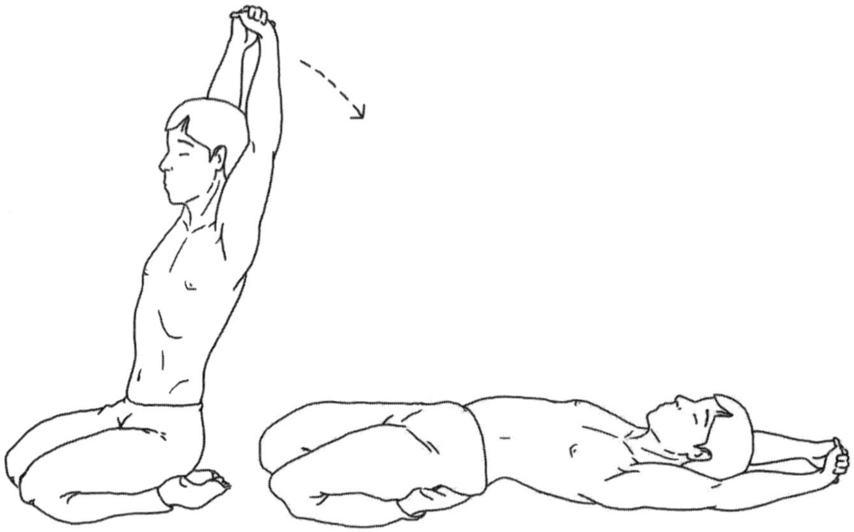

¡Buena puesta a punto!
¡Los mejores deseos para una mayor conciencia!

Bibliografía

As. Medica Kousmine Internazionale*: Il metodo Kousmine,* Edizioni Tecniche Nuove. [Trad. cast.: *El método Kousmine*, Urano]. Si deseas tener en cuenta tu salud y mejorarla, aquí encontrarás todo lo que necesitas.

Bordeaux Szekely, E.: *Il vangelo esseno della pace*, Edizioni Manca. Un hermoso texto poético que enfatiza cómo la salud física va de la mano con la salud espiritual.

Breuss, R.: *Cancro e leucemia*, Ed. di Medicina Naturale, 0438-401168, emnsnc@libero.it. Un libro muy breve que explica cómo practicar el ayuno y beneficiarse de sus virtudes. Un manual que describe el uso de algunas tisanas y que explica cómo deshacerse de enfermedades como la leucemia.

Clapp, L.: *Guarire la prostata in 90 giorni*, Macroedizioni. Claro y completo, proporciona consejos para la vida: nutrición, higiene, tantra sexual, gimnasia, meditación, etc.

Corvino, C.: *Latte e formaggio*, Macro Edizioni. Pone en duda todas las «leyendas» sobre la leche y sus derivados.

De Michelis, L.: *Preferisco vederci chiaro*, Edizioni Amrita. En un estilo vivo y convincente, la descripción de las «gafas de agujeros».

Dufty, W.: *Sugar Blues*, Cancer Book House, 1976. Muy agradable de leer, nos muestra cómo el comercio del azúcar ha sido la causa de guerras, ilustra el daño del azúcar refinado, brinda consejos sobre la vida y la dieta, todo basado también en la experiencia personal del autor. Para leer… ¡absolutamente!

Dull, H.: *Watsu Freeing Body In* Water, Harbin Springs Publishing. La esencia del *watsu* explicada con amor y pasión.

Enders, G.: *L'intestino Felice*. Edizioni Sonzogno. [Trad. cast.: *La digestión es la cuestión,* Urano]. De una manera muy agradable, se revelan varios aspectos sorprendentes de nuestro intestino y su funcionamiento, todos en el campo de la medicina oficial.

Hamer, R. G. (Dr. Hamer), obras: *Introduzione alla Nuova Medicina, il capovolgimento diagnostico*; *Il Testamento per una Nuova Medicina,* Edizioni Amici di Dirk, www.nuovamedicina.com. También distribuido por Macroedizioni. Dos libros que explican las teorías de Hamer con gran claridad.

Hassan Katrib, G.: *Il sale, il grande amico del nostro organismo*, Edizioni Zanetel Katrib. Un libro que enumera todas las virtudes de la sal y proporciona indicaciones para sus múltiples aplicaciones como «medicamento universal».

Jensen, B.: *Intestino libero*, Macroedizioni. Muy claro y completo, ilustra claramente las ventajas del lavado de colon y explica el procedimiento del «colema» detalladamente.

Jyoti, S. A.: *Lo Spirito dell'Himalaya*, Ed. Il Punto d'Incontro. Un libro muy útil para introducirte en el mundo de los grandes maestros de la India y comprender su camino de vida.

Kervran, L.: *Trasmutazioni biologiche e fisica moderna,* Editore Aquarius Giannone. [Trad. Cast.: *Trasmutaciones biológicas y la física moderna*, Editorial Sirio, 2000]. Explicaciones irrefutables que alteran el concepto de «nada se crea, nada se pierde».

Lalague, S.: *Talassoterapia, curarsi con il mare*, Red Edizioni. De principio a fin, el lector se dejará llevar por el entusiasmo del autor. Todo sobre el bienestar que ofrecen los mares.

Lipton, B.: *La biologia delle credenze,* Macro Edizioni. [Trad. cast.: *La biología de la creencia*, La Esfera Ed., 2016]. Amar y comprender la vida y sus maravillas.

Lombardi, R.: *Medicina, inganno totale*, Ed. Lombardi, Lieja, Bélgica. Una denuncia de todos los engaños de la medicina «oficial» y una propuesta de alternativas simples y económicas (libro no disponible).

LOWEN, A. y LOWEN, L.: *Espansione e integrazione del corpo in Bioenergetica,* Edizioni Astrolabio. Explicación del concepto y manual de ejercicios prácticos.

LU, H. C.: *Curarsi con i cibi,* Red Edizioni. Indispensable para aquellos que desean aplicar las enseñanzas de la medicina china a su dieta. Claro y fácil de usar.

MAGARIÑOS-REY, H.: *Cucina per una vita nuova,* Macro Edizioni. [Trad. cast.: *Cocina para una nueva vida*, Mandala, 2005]. Un libro de recetas de alimentación macrobiótica (no de miras estrechas), muy fácil de realizar y con una indicación de la utilidad de cada alimento para la salud. En el apéndice hay indicaciones de primeros auxilios con productos naturales.

MARKERT, C.: *Vedere bene senza occhiali*, Edizioni Red. La descripción fiel del método Bates.

MURAMOTO, N.: *Il medico di se stesso*, Feltrinelli Editore. Manual práctico de autocuidado basado en la medicina china, con una lista alfabética de patologías con métodos de intervención.

OHASHI, W.: *Diagnosi orientale*, Edizioni Castello. [Trad cast.: *Cómo leer el cuerpo*, Urano]. Agradable y divertido, Ohashi te empuja a transformar tu vida y a escuchar tu cuerpo. ¡Hay que leerlo!

PELLIZZARI, P.: *Amarsi nella pancia,* Edizioni Il Punto d'Incontro. [Trad. cast.: *Mima tu barriga y vivirás mejor,* e-book, Amazon Media EU]. Aclaraciones sobre el sistema gastrointestinal, parásitos, masaje abdominal e hidrocolonoterapia.

—: *Consigli di benessere alimentare*, Edizioni Il Punto d'Incontro, Vicenza. Un libro que proporciona numerosas indicaciones esenciales, dictadas por el sentido común. Hay que tenerlo en casa.

—: *Ho provato la Nuova Medicina del dottor Hamer,* Edizioni Il Punto d'Incontro, Vicenza. [Trad. cas.: *Me he tratado con la nueva medicina del Dr. Hamer: un extraordinario acercamiento terapéutico*, Ediciones Obelisco, 2013]. A través de historias reales y casos clínicos, ayuda a comprender y explicar las leyes biológicas de la Nueva Medicina.

—: *Il Sale, rimedio bio-logicamente universale, parola di Quinton, Katrib e Hamer*, Edizioni Youcanprint. La demostración de la importancia de la sal marina integral para un buen equilibrio psicofísico.

Quinton, R., obras: *Eau de Mer, milieu organique*, París, 1902 (recientemente reeditado por Editions Encre, colección Sciences du vivant); *Sur l'action thérapeutique de l'eau de mer*, S. de Biologie, París; *Des injections sous-cutanées d'eau de mer*, La Presse Médicale, París. Tanto conocimiento por explotar…

Regehr Clark, H.: *La cura di tutte le malattie,* Macro Edizioni. [Trad. cast.: *La cura para todas las enfermedades*, New Century]. Todos sus métodos en detalle para deshacerse de los parásitos. Instrucciones muy prácticas.

Temporelli, G.: *L'acqua che beviamo*, Franco Muzzio Editore. Todo sobre el agua y sus componentes, con el ojo crítico de la «medicina oficial».

Tompkins, P.: *La vita segreta delle piante,* Il Saggiatore Tascabili. [Trad. cast.: *La vida secreta de las plantas*, Ed. Capitán Swing, 2016]. Nuestras amigas las plantas nos dan lecciones de vida.

Treben, M.: *La salute dalla farmacia del Signore*, Edizioni Ennsthaler, 4402 Steyr, Austria. Consejos y experiencias con hierbas medicinales y plantas comunes; uso y composición del famoso jarabe de «hierbas suecas».

Vitale, J.: *The Key,* Edizioni Il Punto d'Incontro. Un libro-manual claro y práctico para poder hacer un cambio en la existencia, como: «tratar de creer».

—: *Zero Limits,* Edizioni Il Punto d'Incontro. [Trad. cast.: *Cero límites*, Ediciones Obelisco, 2011]. ¿Energía cuántica? ¿La fuerza del pensamiento? ¿Es todo tan simple y poderoso?

Direcciones útiles

Hay muchas más que las aquí mencionadas. Busca, ponte manos a la obra, utiliza Internet (recordando que hay muchos motores de búsqueda además de Google...). Los números o direcciones que se muestran se verificaron poco antes de imprimirse el libro. En el dinámico mundo económico actual, es probable que algunas de las indicaciones proporcionadas ya no sean válidas. Pedimos al lector que sea comprensivo.

Productos www.drNatura.it o similar: (OJO editora, las que marco en rojo ya no están operativas)

Navegando por Internet (en este sentido, te recomiendo que utilices el motor de búsqueda www.ecosia.org, porque con cada búsqueda hará un regalo al medio ambiente) puedes buscar las palabras clave «limpieza intestinal, productos» y si lo deseas, utiliza los que he mencionado en el libro (Toxinout y Colonix). También puedes visitar el sitio web www.drnatura.it. Alternativamente, si te apetece, puedes hacer clic en los sitios relacionados con productos de otras marcas con diferentes características y precios.

Nueva Medicina (Leyes biológicas de Hamer)

- www.albanm.com – www.nuovamedicina.com
- Conferencias y cursos introductorios sobre la difusión de las leyes biológicas de Hamer (Nueva Medicina): busca en Google o en YouTube las palabras «Hamer», «germánico» o «cinco leyes biológicas».

Productos Clark (antiparásitos, zapper, diversos tipos de limpieza...)

- Biomed Piazza Diaz, 2 - 60123 Ancona, Tel. 071-201788, 3355 252513.
- biomedsfl@biomedsrl.com www.biomedsrl.com – www.terapia-clark.it
- Spazio Ecosalute, via Bersaglieri, 2 - 29013 Carpaneto (PC), Teléfono 0523-852872 info@ecosalute.it www.ecosalute.it
- Self Health Enterprise, Tel. 0044-1342300023. www.selfhealth.com. Envían los productos con todas las instrucciones, dosis, etc.

Dr. Clark, Zentrum Bielstrasse 12 - 3053 Muenchenbuchsee, Suiza. Aquí se pueden hacer los análisis proporcionados por el protocolo Clark, *véase* la bibliografía. Información general: www.drhuldaclark.it.

Pradilla/Lombardi

- Sus productos pueden obtenerse de la siguiente manera: buscando en Internet «renalia» y «reintox». También en los sitios web: www.amer2africa.com – www.phytosalus.org – www.medicina-natural.com

Quelación

- Busca en Internet «quelación» y «Società Italiana Terapia Chelante».

Hidrocolonoterapia

- Busca en Internet «Hidrocolonoterapia», «hidroterapia de colon», «irrigación de colon» asociado al nombre de tu ciudad.
- Las compañías Bio-Fluff (véase www.biofluff.it) o My Perfect Colon (www.myperfectcolon.it) proponen y distribuyen un dispositivo casero para desintoxicar el colon.

Educación visual

- Visita los sitios web www.metodobates.it – www.sistemabates.it – www.visionebenessere.it.
- Busca en Internet: «Bates, cursos» (y tu ciudad).
- Lentes estenopeica («rasterbrille»): www.metodobates.it – www.visionebenessere.it

Limpieza psicológica

- Centros de meditación (busca en Internet: «meditación» y el nombre de tu ciudad).
- Bioenergética (busca en Internet: «Bioenergética» y el nombre de tu ciudad).
- Constelaciones familiares: Associazione Bert Hellinger Italia (www.hellinger.it) y busque seminarios con «constelaciones familiares» y el nombre de tu ciudad.

Medicina no convencional (algunas referencias)

- Busca en Internet las siguientes palabras: «homeopatía», «antroposofía», «homotoxicología», «dentosofía», «osteopatía», «acupuntura», «hipnosis», etc., asociando la palabra a tu ciudad o a las palabras «curso», «médico» o «asociación».

Relajación

- Busca en Internet las palabras «masaje relajante», «masaje holístico», «shiatsu», «reiki», quizás asociadas a una «asociación» o «centro» o «terapia», o mira los folletos en los herbolarios o en los restaurantes orgánicos. En Roma también puedes contactar con www.istitutodiscienzeumane.org
- Para estadías, busca las palabras «spa», «relajación», «estadía» asociadas a «centro», «masaje», «residencia», etc.
- Aqua-Healing: véase www.arcadinoi.org. Hay pocos operadores, operan esencialmente en el Hotel Garden de Montegrotto (www.gardenterme.it) o en la Terme di Vinadio en Città di Castello. También busca «aqua-balancing», «watsu», siempre asociadas a las palabras «termas» y «residencia».

Vacaciones inteligentes y económicas

- Busca en Internet: «comercio justo», «ecoturismo», «turismo responsable», «vacaciones de turismo sostenible».
- Ver también: www.jonas.it – www.traterraecielo.it

Revistas útiles disponibles en quioscos o librerías

- *AAM Terra nuova*, *Riza psicosomática*, *Salute naturale*, *L'altra medicina*, *Re nudo*, *Terre di mezzo* (www.terre.it) *Vivere consapevolmente* (www.macrolibrarsi.it).

Vitaminas y suplementos

- www.ecosalute.it – www.naturalpoint.it – www.arganiascorbile.it, o busca en farmacias, parafarmacias, herbolarios, etc.

Limpieza de órganos «asistida»

- Borgo Valdibrucia: Nutrición vegetariana, limpieza de órganos asistida directamente por Pierre Pellizzari, autor de este libro www.valdibrucia.it
- Instituto Palatini: Salzano (VE), www.palatini.com. Ambiente amigable con asistencia médica en varios aspectos de la medicina complementaria.
- Consulta los sitios web www.be4eat.it y www.artedellasalute.it
- Busca en Internet «desintoxicación», «residencia» y tal vez la región que te interese.

Acerca del autor

Pierre Pellizzari nació y estudió en Bélgica. Actualmente reside y trabaja en Italia. Durante quince años, se ha dedicado a tiempo completo a la reflexoterapia y la naturopatía. Sus principales intereses son el descubrimiento, la experimentación y la difusión de métodos de mejora de la salud que sean fácilmente aplicables, económicos y efectivos. Celebra reuniones individuales y seminarios sobre reflexología, Aqua Healing, New Hamer Medicine y Food Wellness. Divide su tiempo entre Padua y Badia Tedalda (AR), donde ha creado un alojamiento para aquellos que desean mejorar su salud en un oasis de paz (véase www.valdibrucia.it, www.arcadinoi.org/casabadia). Para contactar con el autor, puedes escribir a: Pierre Pellizzari c/ o Associazione Arcadinoi, Via Pizzamano 2, 35127 Padova, o también a Località Valdibrucia, 52032 Badia Tedalda (AR), Pierre@arcadinoi.org.

Índice analítico

V

Y

Z

Índice